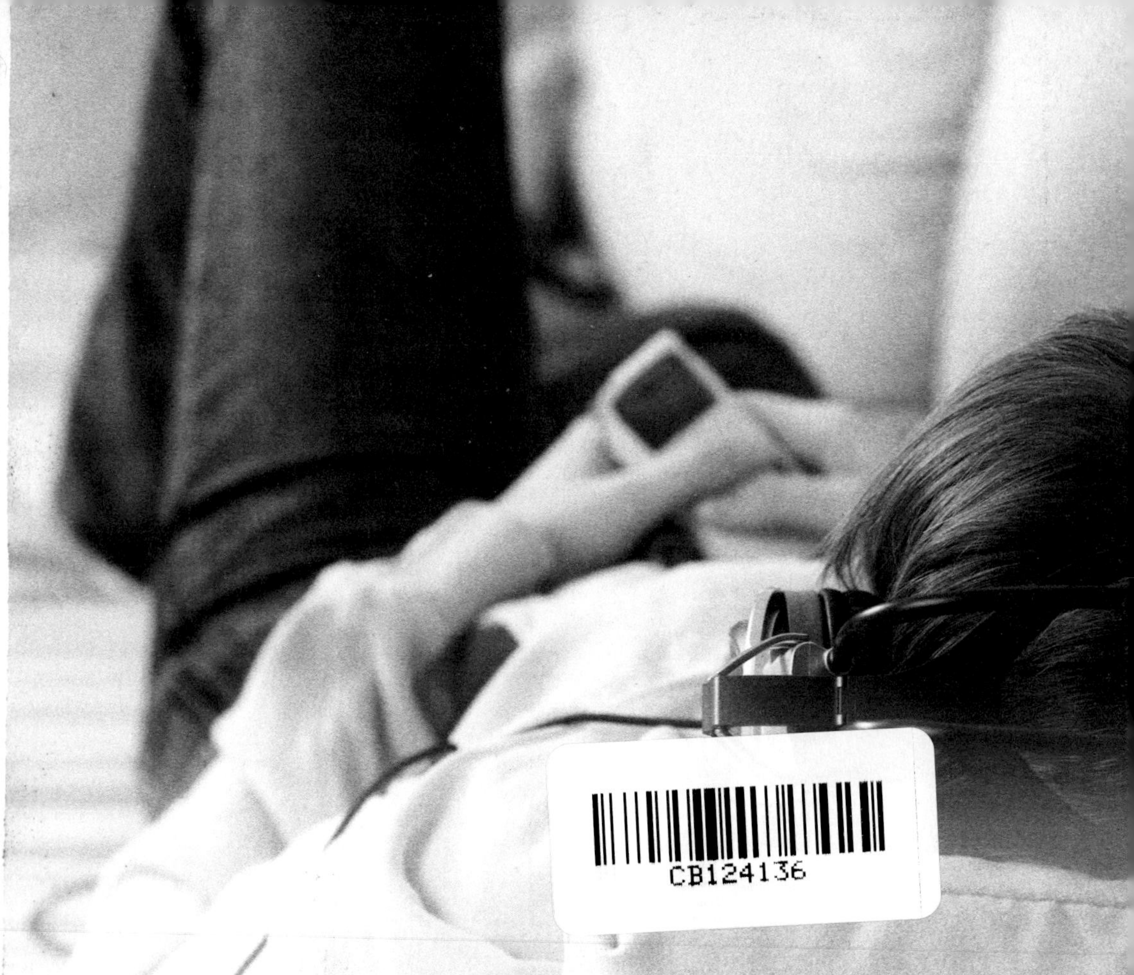

Criando Adolescentes

Michael Carr-Gregg e Erin Shale

FUNDAMENTO

Editor e edição de texto: Editora Fundamento
CTP e impressão: SVP - Gráfica Pallotti - Santa Maria

Produzido originalmente por Finch Publishing

Ilustrações: Ron Tandberg

Dados Internacionais de Catalogação na Publicação (CIP)
(Câmara Brasileira do Livro, SP, Brasil)

Carr-Gregg, Michael
Criando adolescentes/ Michael Carr-Gregg, Erin Shale; [versão brasileira da editora] - São Paulo, SP: Editora Fundamento Educacional, 2009.

Título original : What are you waiting for?

1. Adolescência. I. Shale, Erin. II. Alves, Márcia Cláudia. III. Título

C311 CDD-305.23

Fundação Biblioteca Nacional

Depósito legal na Biblioteca Nacional, conforme Decreto n.º 1.825, de dezembro de 1907.

Impresso no Brasil

Telefone: (41) 3015 9700
E-mail: info@editorafundamento.com.br
Site: www.editorafundamento.com.br

Sumário

Introdução

Educar adolescentes é uma tarefa instigante, emocionante, e, provavelmente, nenhuma outra vai trazer-lhe um retorno tão extraordinário. Os adolescentes, porém, na maioria e em diferentes graus, se rebelam contra os pais. Cada geração considera como verdadeira "obrigação" educar e instruir a que a precede. Os adolescentes querem emoção, vibração, e nem sempre agem de forma ajuizada. Querem privacidade, independência e os privilégios de um adulto, sem que dêem provas de já terem competência ou de serem merecedores dessas regalias. Mas sobretudo, lá no fundo do coração, os adolescentes querem amor, respeito e aceitação por parte dos familiares.

Quase sempre os pais acham que educar um adolescente exige um esforço monumental, assustador, cansativo e capaz de pôr em risco o equilíbrio mental de qualquer um. Quantas vezes já não ouvimos comentários do tipo: "Por que os adolescentes não vêm com um manual de operação?", "Nada do que faço está certo!" e "Estou ficando maluco!"? Coragem! Você é uma pessoa maravilhosa. Educar adolescentes nos dias de hoje é como tentar pegar uma bolinha de mercúrio com garfo.

Não faz muito tempo, Tony Blair declarou que ser pai é mais difícil que ser primeiro ministro. Quando esteve na primeira página dos jornais do mundo inteiro, não foi em conseqüência de uma crise internacional, mas porque o filho mais velho, Euan Blair, foi preso por "embriaguez" na Praça Leicester, em Londres, depois dos exames finais. Imagine o que não teríamos ouvido se fôssemos uma mosquinha voando na casa da família dos Blair naquela noite. Mais recentemente, as filhas do Presidente dos Estados Unidos, George W. Bush, as gêmeas Jenna e Barbara Bush, de 19 anos, também apareceram no noticiário, acusadas de tentarem comprar bebidas alcoólicas, usando identidade falsa. No Estado do Texas, a idade mínima permitida para consumo de bebidas alcóolicas é de 21 anos. É reconfortante saber que até mesmo um primeiro ministro e um presidente passam por maus bocados por causa dos rebentos.

Decidimos escrever ***Criando Adolescentes*** porque observamos a necessidade de um livro que ajudasse a eliminar parte do medo de exercer a função paterna de educar. Saber é poder. O saber dá segurança. Um número impressionante de pais que observamos no nosso trabalho terapêutico está buscando opiniões e idéias práticas sobre como dar a melhor educação para os jovens que tanto amam: os filhos.

Alguns pais acham que educar é um processo solitário, porque têm receio de compartilhar suas preocupações com outros. Educar não elimina necessariamente a convivência. Na maioria das vezes, tudo que você precisa é saber como os outros pais reagiram em situações semelhantes, relaxar e achar graça disso tudo. Assim, além de considerações sobre comportamento dos adolescentes, incluímos algumas reflexões de outros pais e, mais importante, dos próprios adolescentes. As grandes preocupações, tais como temperamento imprevisível, drogas, depressão, sexo, namoros, suicídio e distúrbios alimentares, são tratadas em detalhe.

Não se deve partir da premissa que os pais saibam todas as respostas o tempo todo. Não tenha a pretensão de achar que vai tomar a decisão correta de primeira, todas as vezes. Não dá para fazer tudo sozinho. O importante, porém, é demonstrar seu amor, explicar que compreende que algumas coisas podem ser confusas e que conhece algumas palavras e atitudes que vão ajudá-lo. Também sugerimos o que se deve evitar dizer e fazer. Fica muito mais fácil ajudar os jovens se souber quais assuntos específicos e "tarefas" estão enfrentando. A fim de trazer alguma luz sobre esse período tão mistificado, iremos expor, em linhas gerais, as principais fases de desenvolvimento do adolescente e oferecer idéias práticas para facilitar a vida de todos os envolvidos.

A função de educar é a mais importante do mundo. O seu comprometimento é com a evolução de uma pessoa única, exclusiva e inconfundível. A orientação e apoio que dá são inestimáveis. Embora os adolescentes englobem apenas uma pequena parcela da população, representam 100% do futuro.

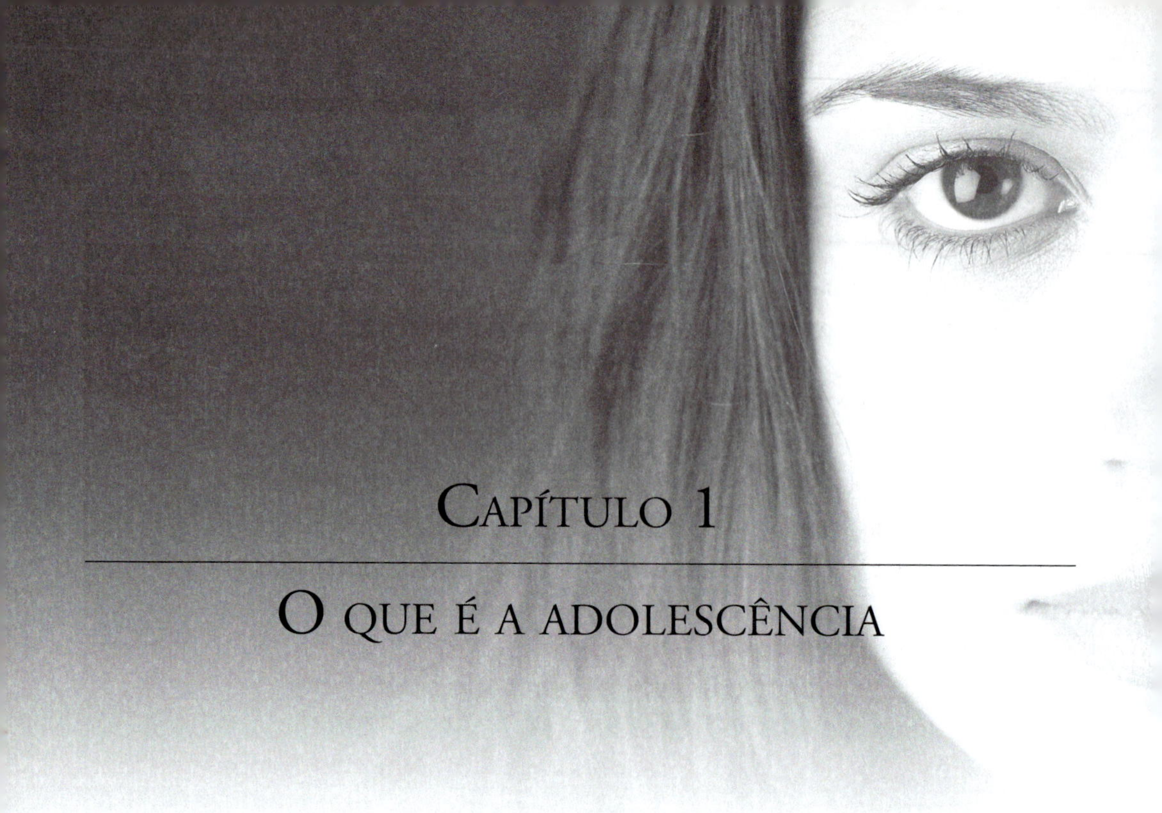

Capítulo 1

O que é a adolescência

Quanto mais os pais compreendem os estágios da adolescência e os problemas que os jovens enfrentam a cada etapa, mais bem equipados estarão para corresponder às exigências e oferecer ajuda adequada.

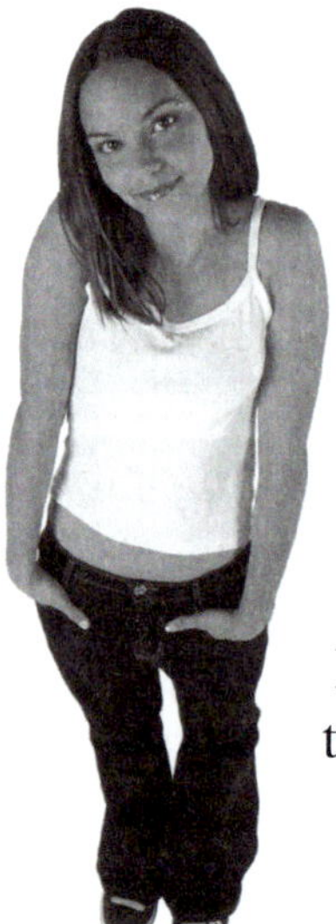

Os adolescentes vêm em três deliciosos sabores: início, meio e fim. Começam a jornada como crianças e terminam como adultos. Apesar dos percalços do caminho, é um crescer maravilhoso. Vamos levá-lo através de uma viagem chamada adolescência, passando pelas diferentes etapas e cumprindo as tarefas que encontrarmos. Recomendamos levar um saco de papel pardo, desses para levar comida, porque às vezes o percurso pode ser turbulento. Não desanime!

Os mais velhos acreditam em tudo, os de meia-idade suspeitam de tudo, os jovens sabem tudo.
Oscar Wilde

Estágios da Adolescência

Os pais precisam conhecer os estágios da adolescência e estar preparados para o que der e vier. Saber de antemão o que pode acontecer nesses estágios capacita os pais a prover ajuda mais efetiva. Basicamente, os jovem enfrentam três enormes dilemas:

- No início da adolescência, "Sou normal?"
- No meio da adolescência, "Quem sou eu?"
- No final da adolescência, "Qual é o meu lugar no mundo?"

Essas questões, há de se convir, podem ser assustadoras para os jovens. Sejam pacientes com eles.

Lembre-se de sua própria adolescência

A adolescência é a prova cabal de que a Mãe Natureza tem um incrível senso de humor. Muitas vezes, tudo que fizemos aos nossos pais quando éramos jovens é feito a nós! Tudo que vai, volta. Lembra-se de quando era jovem? Consciente ou inconscientemente, a maioria de nós prefere, tanto quanto possível, apagar da memória o período da própria adolescência. É um tipo de amnésia que só acontece aos pais. Da próxima vez que se sentir tentado a oferecer seu rebento no mercado de escravos ou a fugir de casa, faça uma reflexão mais apurada e é provável que, num relance, veja uma imagem horripilante, posto que tão familiar, espantosamente parecida com alguém que o acompanhou durante a sua adolescência. Tal pai, tal filho? Tal mãe, tal filha?

Se possível, converse com seus próprios pais sobre suas preocupações com os filhos. Quase sempre os avós vão adorar relembrar como você agia quando era adolescente e as traquinices nas quais se envolvia. Os avós estão numa posição muito cômoda para fazer comentários sobre as semelhanças entre

Poucas coisas dão maior prazer do que ver que seus filhos têm filhos adolescentes.
Doug Larson

É a hereditariedade que faz com que os pais e um filho adolescente se surpreendam um com o outro.
Autor desconhecido

você como criança e adolescente, e os seus próprios filhos.

Os avós têm vantagem dobrada: distanciamento e experiência, e podem dar conselhos preciosos. Em geral, encontram-se afastados do "campo de batalha", sendo capazes de prover uma visão imparcial, e já passaram por problemas parecidos quando você tinha a mesma idade. Apesar das enormes diferenças pelas quais o mundo vem passando desde que éramos adolescentes, as verdades fundamentais permanecem praticamente as mesmas. Os avós podem, por isso, assegurar-lhe que há de sobreviver aos altos e baixos dos filhos. Afinal sobreviveram aos seus. E você se tornou um membro produtivo da sociedade. Da mesma forma como seus filhos serão um dia.

Passeio na Montanha-russa

Pense na adolescência como um passeio na montanha-russa. Toda a sua vida pode se transformar num parque de diversões, a menos que esteja equipado com as mais modernas teorias e estratégias de sobrevivência. Torcemos para que não tenha medo de altura.

Lembra-se de quando costumávamos reclamar dos jovens rebeldes do tempo da "juventude transviada"? Naquela época, o passeio de montanha-russa normalmente começava quando os filhos faziam 13 anos, e todos os envolvidos podiam respirar aliviados e desembarcar tranqüilamente quando os jovens chegavam aos 20. A adolescência mudou. O período de duração da adolescência está mudando. Pesquisas realizadas tanto nos Estados Unidos como na Grã-Bretanha mostram que os adolescentes parecem estar entrando mais cedo do que nunca na puberdade, alguns com apenas oito anos. E estão deixando a casa dos pais cada vez mais tarde. O jovem padrão sai da casa dos pais na faixa dos 25 aos 28, já outros parecem se sentir tão à vontade que vão ficando por mais tempo ainda. Muitas são as razões para isso, sendo que a mais comum é devida às dificuldades financeiras decorrentes da necessidade de mais anos de estudo. Se o passeio de montanha-russa ficou mais longo, torna-se mais importante ainda ter certeza de que sabe de tudo e está preparado para sobreviver ao que der e vier.

Durante o passeio de montanha-russa, os adolescentes sofrem imensas transformações emocionais e físicas. As mudanças físicas podem ser vistas a olho nu. Quanto às alterações emocionais, se visíveis, seriam muito mais drásticas que as físicas. Cada adolescente é um ser único, sem similar. Uns passam por dificuldades durante uma determinada fase da adolescência, outros durante todas as fases e outros ainda navegam praticamente sem sobressaltos por todas elas. Entretanto, aqueles que parecem estar felizes, às vezes estão escamoteando insegurança e incertezas. Quanto mais os pais compreendem os estágios da adolescência e os problemas que os jovens enfrentam a cada etapa, mais bem preparados estarão para responder às exigências e oferecer apoio adequado.

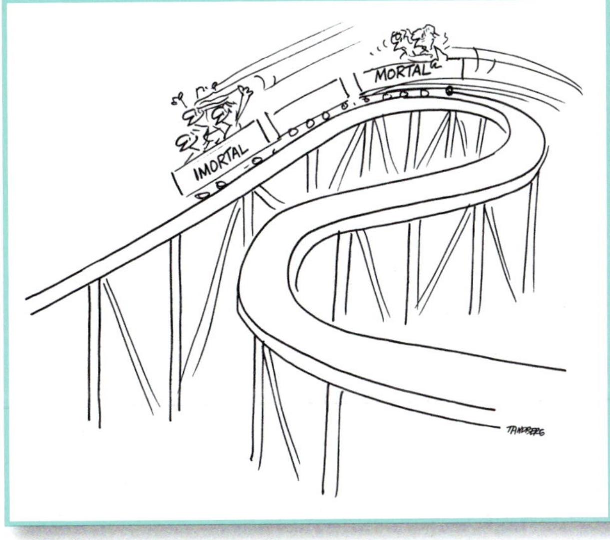

Adolescência num piscar de olhos

- Um longo período de mudanças, desafios e riscos para a saúde, com a puberdade começando mais cedo, em alguns casos, aos oito anos.
- Um passeio na montanha-russa, da infância à idade adulta.
- Ninguém desce do trenzinho até que o passeio termine.
- A duração do passeio pode variar.

A função parental de educar...

A perspectiva da mãe

Erin: – Com seis crianças em casa, cinco meninos e uma garota, você deve saber tudo sobre adolescência, não, é Sandy? Como consegue se manter mentalmente equilibrada?

Sandy: – Nada nos prepara para o que pode acontecer durante a adolescência! E não tenho certeza se estou tão equilibrada assim. Muitas vezes as crianças não contam o que está acontecendo, e fico irritada quando as coisas não saem do jeito que quero. Fico nervosa, mas procuro me lembrar de como era quando tinha aquela idade e tento dar-lhes um pouco de liberdade. Trato de me lembrar que às vezes agem como crianças e outras vezes como adultos. Um dos meninos pode estar brincando de Lego™ num minuto e no seguinte estar se exibindo, com todos os hormônios à solta. Deve ser muito confuso para eles! Imponho limites, mas procuro não ser autoritária. Às vezes me pergunto: "Está na hora de alterar os limites?". É uma época de ficar experimentando. Realmente acho que o que você faz nos primeiros cinco anos recebe de volta durante os quinze anos seguintes.

Erin: – Então acha que é importante passar um tempo com as crianças quando são pequenas?

Sandy: – Com certeza! Desde que elas eram pequenas, fazíamos tudo juntos. Isso não significa a eliminação dos problemas quando chegar a adolescência, mas ajuda.

Erin: – Pode dar umas idéias de como lida com as coisas quando saem erradas?

Sandy: – Às vezes, a única coisa que resta a fazer é adaptar-se à situação. Vou dar-lhe um exemplo. O Alan tem 15 anos e ainda outro dia saiu para fazer um programa. Pedi que ligasse caso fosse chegar tarde. Bem, quando deu meia-noite, fiquei pensando: "Se já não estiver morto, vou matá-lo quando chegar!". Afinal chegou em casa **muito** tarde! Na manhã seguinte, perguntei-lhe porque não havia ligado. Respondeu: "Não encontrei um telefone". A única coisa que pude dizer foi: "Sabe que fico preocupada!". É preciso que os filhos saibam como se sente, e não adianta nada ficar enfurecida.

Erin: – Eles sabem qual a sua opinião sobre drogas e bebidas alcoólicas?

Sandy: – Certamente! Digo tudo que penso. Sabem no que acredito. Fiz o melhor que pude para educá-los e continuo conversando com eles.

Erin: – Você acha que conversar é a coisa mais importante?

Sandy: – Sim, e também nunca menosprezá-los. Você pode dizer que o que estão fazendo é uma burrice, mas nunca diga que são burros. Há uma enorme diferença. Faço questão que todos digam "Desculpe".

O QUE É UMA EDUCAÇÃO QUE DÁ CERTO?

- Diminuir o ritmo de vida e passar mais tempo com as crianças enquanto estão crescendo.
- Relacionar-se com os jovens, usando a mesma linguagem deles, numa forma de comunicação que se baseie na amizade.
- Dizer que se importa com eles e dar demonstrações de que é verdade.
- Ser paciente, dar apoio e estar disposto a fazer concessões.

O adolescente padrão ainda tem todos os defeitos que seus pais conseguiram superar.
Autor desconhecido

O QUE É ADOLESCÊNCIA?

- Os três estágios da adolescência são: início, meio e fim.
- As três perguntas mais importantes que os adolescentes se fazem são: "Sou normal?", "Quem sou eu?" e "Qual é o meu lugar no mundo?"
- Os adolescentes passam por mudanças físicas e emocionais incrivelmente radicais.
- Procure recordar-se da própria adolescência.
- Adolescência é um passeio na montanha-russa, e não dá para saltar antes do final.

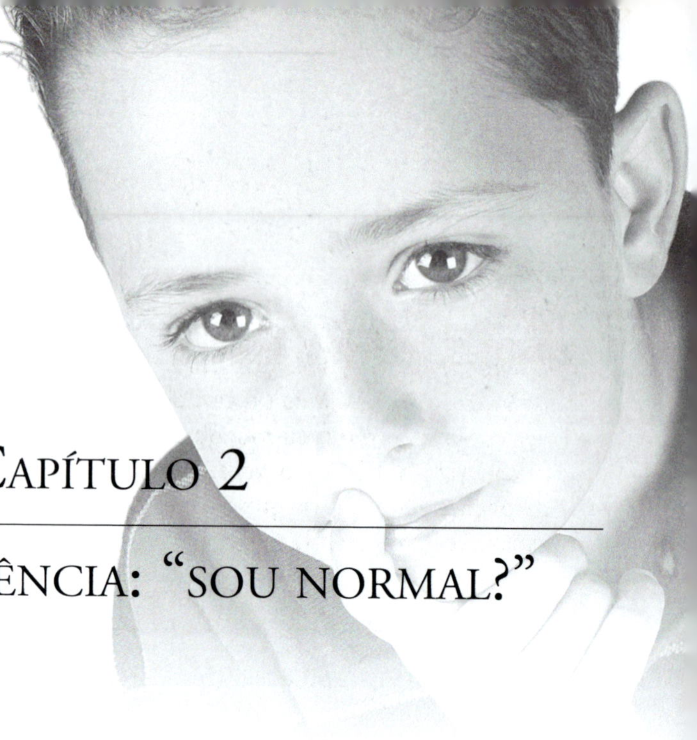

Capítulo 2

Pré-adolescência: "sou normal?"

É preciso que os pais estejam cientes de que os jovens são normalmente imprevisíveis e raramente conseguem "controlar" sentimentos e emoções durante esse período turbulento.

O dilema crucial da pré-adolescência é: "Sou normal?". A busca da resposta é assunto vital para os jovens.

A pré-adolescência coincide com o início da puberdade, uma época de incontáveis alterações físicas. É comum que os adolescentes se tranquem no banheiro por horas sem fim, observando cada cantinho, cada desvão, cada fio de cabelo e caroço. Podem ser vistos petrificados de espanto diante do espelho, não se sabe se maravilhados ou horrorizados com o que vêem. Corpos e emoções em transformação numa velocidade alarmante. Com certo desespero, procuram ficar iguais aos amigos, ser "normais".

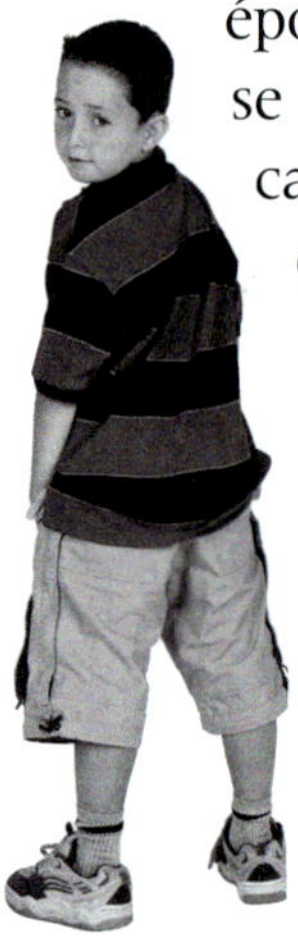

Difícil de decidir: sofrimento progressivo é o que os adolescentes sentem ou são?
Autor desconhecido

Que cheiro maravilhoso é esse?

Semana passada, meu filho descobriu o desodorante. Você nem imagina! Cheiro de desodorante por toda a casa. Inacreditável. Fui ter com ele no banheiro: "Querido, não precisa de tanto. Basta nas axilas!". Fechei a porta e, virando-me para o meu marido que acabava de chegar, disse: "Não é ótimo? Nosso filho falou 'Amo você, mamãe'". Meu marido virou-se para mim e respondeu: "Alice, acho que ele quis dizer 'cai fora, mãe!'". Rimos muito. Nosso filhinho está crescendo.

Alice, mãe de um garoto de 11 anos

Mudanças físicas na puberdade

O corpo pára de crescer um pouco antes da puberdade. Parece bonança antes da tempestade. Com exceção do crescimento de um recém-nascido, em nenhum outro estágio da vida as mudanças ocorrem tão rápido quanto na adolescência. Durante o surto de crescimento da adolescência, o coração dobra de tamanho. E você que pensava que seu filho não tinha coração! Alguns jovens crescem até dez centímetros por ano. Ninguém mais se surpreende que um adolescente devore um pão de forma e um frango inteiro como "lanchinho" quando chega da escola.

Alguns jovens têm a primeira arrancada de crescimento quando estão com nove, enquanto para outros só vai acontecer mais tarde, lá para os 15, 16 anos. Aumentam os níveis de três tipos de hormônios: gonadotropinas, esteróides sexuais e androgênios da supra-renal, o que pode causar dores de cabeça, tanto nos pais como nos filhos. Os órgãos sexuais se desenvolvem, e a puberdade tem início.

Um estudo recente realizado com 14.000 crianças revela que uma em cada seis garotas chega à puberdade aos oito anos, enquanto há 25 anos, isso acontecia com apenas uma num universo de 100.

Alterações emocionais na puberdade

Enquanto as mudanças físicas na adolescência podem, quase sempre, ser vistas, as alterações emocionais são complexas e não raro se apresentam como os grandes desafios para os pais. Emocionalmente, os adolescentes são imprevisíveis. Em um dia estão psicologicamente estáveis e agem com maturidade. Mas, de uma hora para outra tornam-se mal-humorados, chorosos, zangados e reagem de forma imatura. É preciso que os pais estejam cientes de que os jovens são normalmente imprevisíveis e raramente conseguem "controlar" sentimentos e emoções durante esse período turbulento. É compreensível, considerando-se as inúmeras mudanças físicas e hormonais que também afetam o estado de espírito.

Manuseie com cuidado

Os pais podem ajudar muito: basta que sejam pacientes e relevem alguns erros. Um jovem pode "explodir" pelo simples fato de achar que aquele dia está confuso demais para ser vivido. A melhor reação dos pais pode ser a ausência de reação. Nada.

Considerando que os adolescentes são absurdamente suscetíveis quando se trata de mudanças físicas, essas podem ser causas de fortes reações emocionais. Abstenham-se de fazer comentários sobre alterações físicas que saltam à vista, pois, por mais inocentes que sejam, podem provocar uma reação negativa ou o jovem pode ficar ainda mais ansioso. Comentários, especialmente sobre altura e peso, devem ser evitados pois podem causar seríssimas preocupações. É difícil impedir que um parente ou visita esporádica diga algo como: "Céus, como cresceu", ou "Está uma moçona", porém os pais devem evitar esse tipo de coisa que só serve para aumentar a ansiedade nos jovens. Uma regra de ouro é abster-se de fazer comentários sobre mudanças físicas, salvo se tiver certeza de que vão provocar uma reação positiva, como ao observar: "Ah, se ao menos eu tivesse esse seu talento nos esportes. Daria tudo para ser um atleta como você no time de basquetebol ou de críquete".

Por que as mudanças físicas estão ocorrendo mais cedo?

Existem três teorias. A primeira diz que a culpa é sua. Sim, dos pais! Alimentam os filhos bem demais. Comida e nutrição aprimorada recebem alguns créditos por esse início precoce da maturação física, que ocorre independentemente da quantidade imensa de "porcaria" que os jovens comem entre as refeições. A teoria número dois põe a culpa nos agricultores, porque vêm colocando muitos hormônios de crescimento na cadeia alimentar. A terceira, nossa favorita, diz que o aquecimento global é o vilão, pois, em essência, não há diferença entre adolescentes e tomates. Mantenha-os aquecidos e bem alimentados, e vão ficando cada vez maiores.

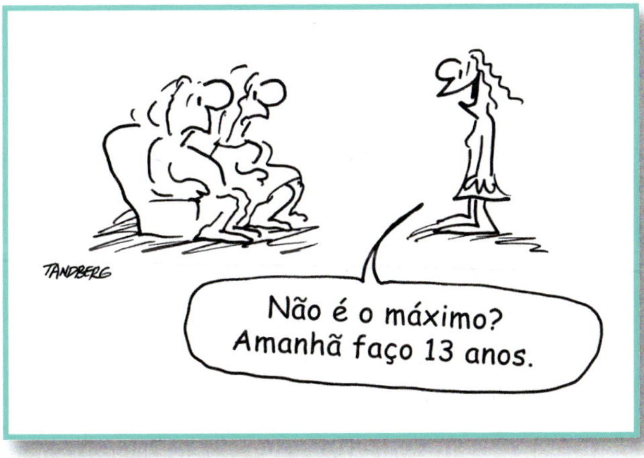

É possível, porém, que os pesquisadores não façam a mínima idéia de por que isso acontece. É uma preocupação, porque significa que a adolescência está se tornando mais "elástica". Crianças atingem a puberdade com pouca idade e têm de enfrentar mudanças físicas e emocionais perturbadoras, quando os hormônios começam a se alastrar pelo corpo.

Conseqüências das alterações físicas e psíquicas

Não só os adolescentes, de modo geral, estão entrando na puberdade mais cedo, mas muitos estão se tornando sexualmente ativos ainda bem novinhos. Os jovens precisam aprender o que vem a ser um comportamento responsável e quais as conseqüências da atividade sexual, e os pais, por sua vez, precisam saber quem são os filhos e o que estão fazendo.

Além da maturidade física precoce, muitos jovens são "forçados" a crescer rápido demais emocionalmente, sobretudo por meio de revistas, filmes e programas de televisão. Imagens de relacionamentos entre jovens de pouca idade, e que normalmente extrapolam a realidade, pressionam os jovens a começarem a namorar. Não é à toa que muitos adolescentes se trancafiam no quarto. Para muitos, o mundo lá fora é apavorante.

Mantendo as aparências

Na pré-adolescência, os jovens recebem todo tipo de provocação por causa da aparência. É assunto predileto de conversa, devido às explosões quase diárias pelas quais o corpo passa. A aparência é de primordial importância para os jovens, e os pais devem estar ligados a esse fato. Comentários inocentes podem resultar em retaliações violentas, que causam danos semelhantes aos de um míssil *Scud*.

Essa coisa de físico

"Lembro-me de examinar um menino na pré-adolescência, que veio até mim porque não queria fazer esporte e ficava matando as aulas de educação física. Estava cada vez mais tímido e retraído. Passado um tempo, acabou confessando que tinha uma deformidade física e não queria que ninguém a visse. É preciso dizer que a ficha médica não mencionava nenhum defeito físico. Explicou-me que um dos ossos do peito saltava para fora de uma forma horrorosa. Permitiu que eu visse o problema. O peito era perfeito, mas ele estava convencido de que não era normal e sentia-se muito envergonhado. Consegui que um médico lhe garantisse que era tudo normal e o assunto foi resolvido. Não é raro que os jovens vejam esses problemas por uma lente de aumento e fiquem extremamente ansiosos. Os pais precisam estar sempre atentos."

Michael

Diferenças de altura são muito comuns durante a puberdade, e aqueles que forem mais baixos ou mais altos do que a média do grupo podem sofrer provocações ou serem tratados como mais "adultos" que os outros da mesma idade. Os que alcançam a maturidade mais cedo ou mais tarde também podem sofrer humilhações, e os pais precisam ficar atentos em caso de alteração de comportamento, como não querer conversar sobre o colégio ou não querer ir ao colégio.

Uma desvantagem extra para os que amadurecem mais cedo é que, por serem mais altos que os outros da mesma idade, as pessoas passam a exigir deles um comportamento mais maduro. Maturidade física não significa obrigatoriamente maturidade emocional, e isso pode trazer um estresse desnecessário ao adolescente. Os pais devem ficar atentos caso o filho seja mais alto que as outras crianças da mesma idade. Cada adolescente é um indivíduo e vai crescer, tanto física como psicologicamente, no seu ritmo próprio.

Mudanças físicas e emocionais nas meninas

Durante a puberdade, o nível do hormônio estrogênio aumenta muito nas meninas e é o responsável pelo crescimento, pelo desenvolvimento dos músculos e dos ossos, assim como dos órgãos sexuais. Em geral, as garotas passam pela explosão de crescimento antes dos meninos, algumas com apenas nove anos. Outras, no entanto, começam a se desenvolver lá pelos 15 anos.

O início da menstruação pode trazer muita angústia, sobretudo a tensão pré-menstrual, mudança de humor e cansaço que muitas sentem devido à alteração dos níveis hormonais. Os pais deveriam ser um pouco mais condescendentes com comportamentos inusitados, evitando chamar atenção demasiada para o que está acontecendo.

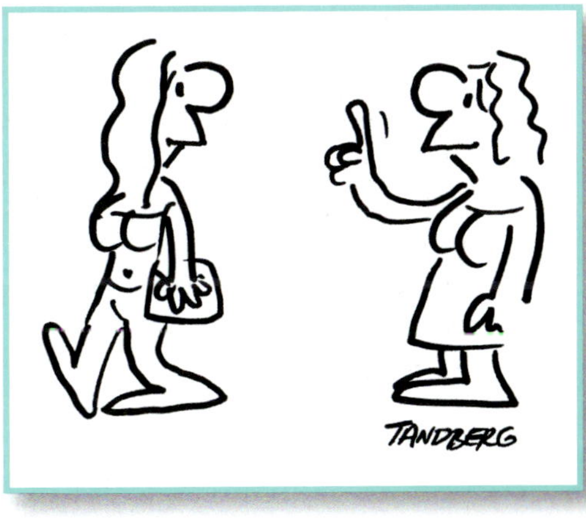

Exatamente por parecerem mais velhas do que realmente são, muitas garotas têm de enfrentar situações desagradáveis ou mesmo perigosas. Às vezes, a garota de 14 anos parece ter 19 ou 20 e atrai um tipo de atenção com a qual não sabe lidar ou à qual não sabe reagir com segurança. Esse é um assunto complicado para os pais e demanda cuidado especial. Não é uma boa idéia simplesmente proibir a garota de sair ou ficar dizendo que a roupa que veste não está apropriada, sobretudo quando é ela quem compra as próprias roupas. Melhor mostrar preocupação sem provocar, constranger ou deixá-la sem saber o que fazer.

Mudanças físicas e emocionais nos meninos

Durante a adolescência os meninos experimentam um surpreendente aumento nos níveis do hormônio testosterona, responsável pelo desenvolvimento dos órgãos reprodutores, dos músculos, por engrossar a voz e pelo aparecimento de pêlos no rosto. A maioria dos meninos começa a se desenvolver por volta dos 12 anos, os outros um ou dois anos depois.

A troca de voz pode causar sérios embaraços e, nesse caso, o melhor que os pais podem fazer é não chamar atenção para o fato. Outros garotos já se sentem orgulhosos pela mudança e não se importam de conversar a respeito. Para ajudar, os pais devem evitar comentar sobre assuntos que deixam o jovem pouco à vontade. Às vezes, coisas tão banais quanto dizer que já pode usar o protetor especial para o jogo de críquete podem transformar-se numa situação embaraçosa para o jovem.

Dificuldades do jovem na pré-adolescência

Os pré-adolescentes tendem a passar o tempo todo com uma turma de jovens do mesmo sexo, enquanto testam se estão enquadrados sob o aspecto psicológico. Precisam resolver alguns dilemas:

- "Sou normal?"
- "Sou aceito no grupo?"
- "Sou uma pessoa legal?"

É nessa fase que os pré-adolescentes começam a romper os laços infantis que os ligam aos pais. Começam o percurso através da adolescência, e uma coisa fantástica ocorre: parece que recebem uma espécie de empurrão ao mesmo tempo instintivo e sutil para desabrocharem. Como ursos saindo da hibernação, salmões subindo o rio, pássaros deixando o ninho. Percebeu?

Estive pensando...

Nessa fase os adolescentes tornam-se capazes de pensar de forma abstrata. Começam a refletir de um jeito mais adulto. Em outras palavras, desenvolvem a capacidade de manipular todo tipo de informação e, por que não dizer, de pessoa, e ainda de formular perguntas. Parece-lhe familiar? Você vai se surpreender com a quantidade de vezes em que será interrompido com a pergunta: "Por quê?". Agora, dentro da sua casa, há uma pessoa que de repente descobriu que tem capacidade de argumentar e até de rejeitar uma porção de rotinas e comportamentos antes aceitos com pouca ou nenhuma discussão. Uma revolução química de grande complexidade faz com que a estrutura do cérebro se altere levemente na puberdade. Visto pelo lado positivo, é outro sinal de que o jovem está se tornando um adulto.

A pré-adolescência é uma fase excitante, porque na verdade significa que as crianças vão nos olhar, pela primeira vez, através dos olhos de um adulto. A reação normal é: "Oh! meu Deus, olhe só o que consegui como pais! Uma ou talvez duas pessoas intelectualmente deficientes e constantemente preocupadas, vindas do Planeta dos Chatos para transformar minha vida num inferno!". Era o que faltava! Olham para a gente, fazem cara de vômito e desaparecem. Estão de passagem, rompendo os laços da infância. Assombroso! Era tudo que queríamos da vida.

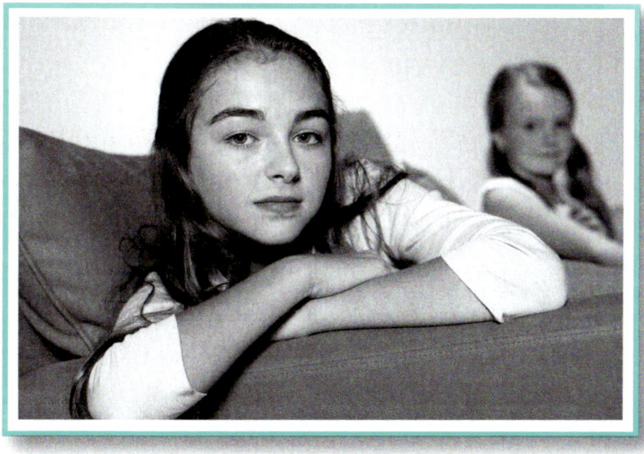

Enfrentando perdas e medo

Na pré-adolescência, os jovens têm de enfrentar dois sentimentos assustadores:

- sentimento de perda;
- sentimento de medo.

São sentimentos que se encontram no âmago de todo jovem, durante esse período tumultuado.

Alguns adolescentes experimentam o sentimento de perda. Até esse momento, com a mãe e o pai intimamente ligados a eles, nada podia sair errado, e como eram felizes aqueles dias... Agora, aos olhos terrivelmente críticos dos filhos, os pais foram "alijados", analisados sob um forte foco de luz, e toda a verdade veio à tona. Os pais não são perfeitos. Essa revelação é um choque que, associado ao processo de separação, cria um profundo sentimento de tristeza em alguns adolescentes.

É compreensível, então, que o segundo mais profundo sentimento da maioria dos adolescentes seja o medo. E está tão camuflado que é difícil para os pais reconhecerem sua presença. O psiquiatra Sigmund Freud afirmou que todo temor decorria do medo do desconhecido. Os adolescentes se dirigem para o desconhecido. Somos adultos, já fizemos a viagem, já passamos por terreno montanhoso. O medo dos jovens é perfeitamente normal; no entanto, nem sob forte coerção admitiriam tal sentimento. E tem mais, a maioria dos adolescentes não está nem mesmo consciente de estar experimentando ***medo***, que dirá ***perda***.

Quais as implicações disso tudo? Como os jovens demonstram tristeza e medo? Ficando ***zangados*** e ***de mau humor***. Já reconheceu? O pior erro que os pais podem cometer é reagir ao que se passa na superfície: ***a raiva***. É imperioso olhar mais além, nas razões do comportamento para ver o que realmente se passa. Os adolescentes não se transformam em monstros do dia para a noite. Garotas e rapazes estão simplesmente se debatendo com alguns dos mais sérios temas e dilemas que qualquer um de nós jamais encontrou. "Sou normal?" é uma pergunta assustadora para quem quer que seja, em qualquer idade. O desejo de ser aceito jamais nos deixa, independentemente da idade que tenhamos.

Início do ensino médio

A maioria dos pais acha que, uma vez que os filhos passam para o ensino médio, aí podem relaxar. Acabou a pressão. Raramente é assim tão fácil. A transição do ensino fundamental para o ensino médio pode ser, para alguns, tão traumática quanto o primeiro dia de escola.

Assim, o pai deveria:

- Mostrar verdadeiro interesse pelos estudos dos filhos. Saiba mais do que apenas o endereço do colégio. Quando estiver procurando por um estabelecimento de ensino médio, prefira os que estimulam a presença dos pais, em lugar de fazê-los se sentirem como excluídos.
- Reservar uma hora, diariamente, para fazer perguntas e ouvir. Procure tomar conhecimento de tudo que se está passando. Se não estiver a par de tudo, descubra o porquê. Não esqueça, porém, que seus filhos estão sempre cansados e famintos quando chegam do colégio. Dê-lhes tempo para um lanche e para organizarem as idéias. "Como foi seu dia?" serve como início de conversa, o que é melhor do que: "O que fez no colégio hoje?". Essa última pergunta vai, com certeza, resultar em apenas uma resposta: "Nada".
- Investigar, caso o filho pareça triste, preocupado ou mal-humorado. Pode ser uma indicação de que está sofrendo agressões físicas ou verbais no colégio. Qual a política do colégio para lidar com esse tipo de situação entre alunos?
- Observar se seus filhos têm amigos. Caso não tenham, achar uma atividade ou esporte onde possam encontrar outras crianças que compartilhem dos mesmos interesses.
- Verificar se há deveres de casa em demasia. Daria para você ajudar? Ache tempo para conversar sobre as matérias que estão sendo estudadas: "O que está aprendendo em História?", "Quais livros está

lendo para as aulas de inglês?". Talvez fosse uma boa idéia você ler os livros e depois conversar a respeito. "Está gostando de Geografia? E os esportes? Como são os professores? Qual é o melhor professor?" Alugue um vídeo, grave programas que sejam pertinentes às matérias que estão sendo estudadas, recorte artigos de jornais. Ofereça-se para fazer a revisão do dever de casa e ajude-o a dar a partida inicial.

- Se observar que seu filho está interessado em determinado assunto, seja dinossauros, sapos, vulcões ou violinos, dê uma volta por uma livraria ou biblioteca e ache um livro a respeito, ou ajude a encontrar um endereço na web que trate desse assunto.
- Se seu filho estiver indo mal em uma das matérias, entre em contato direto com o professor daquela matéria. Quase sempre é melhor ir direto, do que dar "a volta pelos superiores", porque o professor vai gostar de tomar providências sem envolver outras pessoas. Evitar confronto com o professor é do interesse de todos e, em geral, a questão pode ser resolvida de forma amigável. É provável que o adolescente esteja preocupado sem razão. Talvez haja um problema com uma determinada matéria e o professor possa sugerir uma providência a ser adotada. Seja qual for o motivo, uma abordagem franca e amigável é a melhor. Caso as coisas não estejam se encaminhando bem com o professor com quem falou, vá para um profissional em nível superior. Entre em contato com o pessoal da administração.
- Fazer o filho ver que se orgulha dele e que seu amor não vai mudar, sejam lá quais forem as notas no colégio, e que você não é o tipo de pai que espera que tire notas altas e só notas altas. É uma forma de livrar a criança de estresse desnecessário, o que tende a promover melhores resultados. Alguns alunos ficam tão preocupados em não desapontar os pais que acabam por desistir. Tudo fica muito difícil. Se, por mais que seu filho se esforce, nunca é o bastante, ou se essa é a impressão que ele tem, então por que se dar a todo esse trabalho? Seja enfático ao explicar que está tudo bem, mesmo se ele não for o melhor aluno do colégio.
- Se seu filho não for muito estudioso e não gostar de fazer os deveres de casa, tente chamar atenção para as matérias em que esteja se

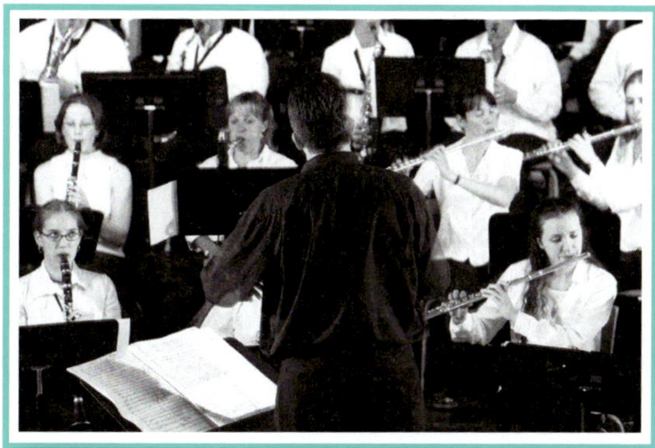

saindo bem ou que sejam do interesse dele. Quase sempre os cursos extras, oferecidos fora do horário escolar, têm condições de promover interesses novos e emocionantes. Talvez fique interessado em aulas de dança, kickboxing, tai chi chuan ou arranjos florais. É possível comprar instrumentos musicais usados, equipamento esportivo, máquina de costura e outros equipamentos próprios para trabalhos manuais, de acordo com os interesses dos adolescentes. Às vezes os jovens precisam de um pouco de incentivo para começar uma atividade que pode abrir-lhes um mundo completamente novo de interesses. Se puder encontrar algo que dê a seu filho a sensação de realização pessoal, algo pelo qual lutar, ele será muito mais feliz. O fato de não ser um aluno brilhante, deixa de ser o fim do mundo.

Desvendando paixões

Ao educar os nossos dois filhos, procuramos oferecer-lhes todas as oportunidades para que desenvolvessem dons e interesses, e descobrissem suas paixões. Desde a mais tenra idade, iam às aulas de música, tocavam composições e continuaram gostando de música. Jessica, hoje com 13 anos, tocou violino por alguns anos, mas é apaixonada por canto. Agora ela faz parte do coral da escola e do coral Meninas Cantoras da Austrália. Ela adora se apresentar e já participou de inúmeros eventos, tais como Carols by Candlelight e AFL Grand Final. Esse envolvimento foi ótimo em vários níveis. É um tipo de comprometimento que exige disciplina. Também faz com que entre em contato com outras garotas que têm interesses comuns, propiciando uma rede de amizades. Assim, em caso de briga com as amigas do colégio, ela tem outro grupo de amizade. É ótimo para a auto-estima.

Thomas, de 11 anos, devora livros, adora esportes – tanto como atleta e espectador, quanto como comentarista, analista e estatístico – e é um guitarrista clássico bem afinado. Nossa esperança é que quando passar pela adolescência, todos esses interesses irão mantê-lo feliz e centrado, do mesmo modo como aconteceu com a irmã. Estamos convencidos de que os jovens precisam se apaixonar por algo que lhes dê oportunidade de ultrapassar etapas e que lhes transmita um sentimento de realização, de pertencer a algo e de propósito de vida.

Anne Marie e Mike Minear

ESTÁ ME ESCUTANDO?

Escute as palavras dos adolescentes. Quando estiverem testando você, para ver como reage às novas idéias e pensamentos, reflita sobre o que se passa e permaneça tranqüilo, não importa o quanto petulantes eles sejam. Jamais os ridicularize. Demonstre boa vontade para conversar sem fazer uso da autoridade paterna. Uma das críticas mais comuns que os jovens fazem é que os pais pensam que sabem tudo e não dão ouvidos às opiniões dos outros, muito menos às dos filhos. Livre-se de muita dor de cabeça e de desgastes desnecessários, estando preparado para escutar e compreender que seus filhos são capazes de sustentar opiniões diferentes das suas. Você pode concordar, discordar ou trocar idéias sobre algumas posições. Mantenha a conversa num tom positivo. Não caia na armadilha de transformar cada conversa num campo de batalha. Não é necessário que haja um "vencedor".

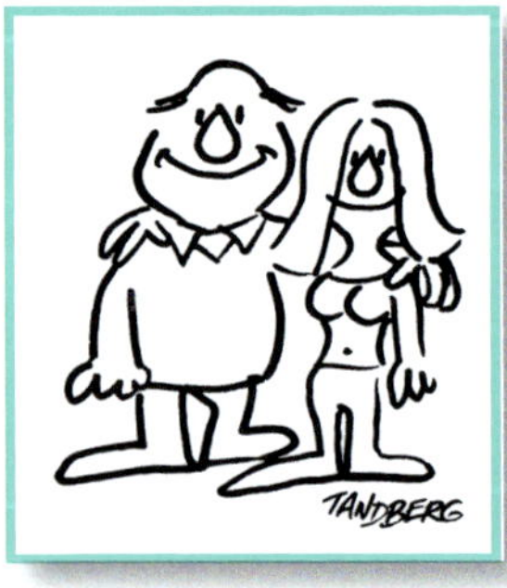

DICAS DE SOBREVIVÊNCIA PARA A PRÉ-ADOLESCÊNCIA

- Participe integralmente da transição para o novo ciclo escolar.
- Evite comentários sobre mudanças físicas.
- Esteja preparado para agüentar mau humor e reaja com ternura.

- Fique atento para sinais de desinteresse pelas coisas e converse a respeito.
- Ajude o jovem a desenvolver interesses que aumentem a auto-estima.
- Concentre-se no que há de positivo.
- Não fique ofendido se o adolescente quiser uma certa distância de você.

PARTICIPE

Meus pais são legais. Na verdade não são muito exigentes. Fazem coisas com a gente... meu pai me ajuda a fazer algumas coisas. É carpinteiro. A gente monta um tipo de kart e outras coisas, e vamos juntos assistir às corridas de carros. E, às vezes, vou ao cinema com minha mãe. Mamãe e papai gostam das coisas de que gostamos. A mamãe gosta dos mesmos filmes que meus irmãos e eu gostamos. Eles têm 11 e 16 anos.

Se fico chateado com alguma coisa, conto para meus pais. São gente boa!

Raphael, 14 anos

A PRÉ-ADOLESCÊNCIA EM POUCAS PALAVRAS

É a época de:

- Impressionantes alterações físicas.
- Ansiedade com a aparência, forma física, crescimento, sexualidade: "Sou normal?".
- Gozação por causa da aparência.
- Amigos do mesmo sexo.
- Transição do ensino fundamental para o ensino médio.
- Rompimento dos laços de infância.
- Pensamentos mais adultos com o correr do tempo.

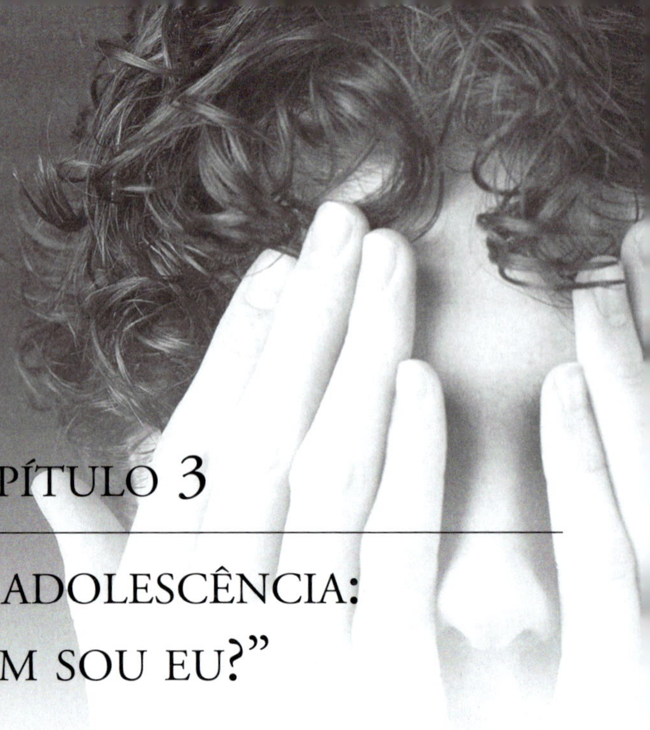

Capítulo 3

Meio da adolescência: "quem sou eu?"

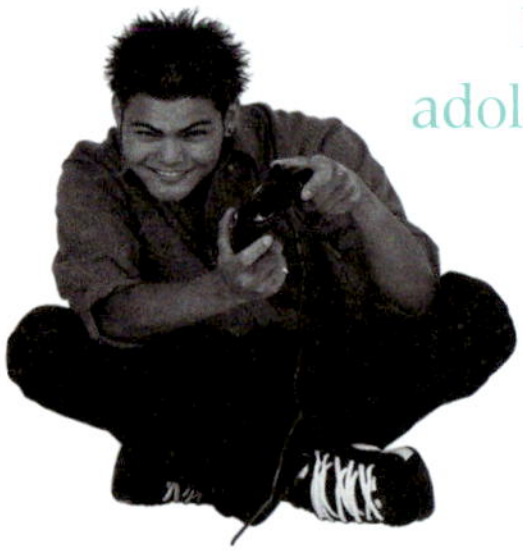

Nessa fase intermediária, o mais importante para os adolescentes são os amigos.

Se o grande dilema da pré-adolescência é "Sou normal?", na fase intermediária passa a ser "Quem sou eu?".

Precisamos ver com os próprios olhos

Ter 15 anos é um "saco". Está no meio. Não vale nada. Os pais não lhe dão a mínima porque sua irmã tem 12 e o irmão, 8. É negligenciado, subestimado. No entanto, é o mais esperto dos irmãos. "Saca" as oportunidades no colégio, pratica esportes e age conforme as regras. Mas, para os pais, um sujeito de 15 anos tem de ser trancafiado em casa. Longe da violência, das drogas, afastado das "más" influências e dos amigos "depravados". Não entendem que para um garoto de 15, porém, é chegada a hora de sair, explorar o mundo e de tomar as próprias decisões. Como vamos ser capazes de decidir o que é certo ou errado, a menos que a gente, na prática, se exponha e veja com os próprios olhos?

Robbie, 15 anos

O QUE PODE ACONTECER DURANTE ESSA FASE DA ADOLESCÊNCIA

- As amizades passam a ser tremendamente importantes, em detrimento dos pais.
- Experiências "interessantes" durante as brigas, com formação da identidade.
- Rejeição dos adultos e do controle que exercem.
- Possibilidade de rebeldia e de ruptura na comunicação.
- Aumenta a necessidade de um "guia" ou mentor.

A IMPORTÂNCIA DAS AMIZADES

Quanto mais avançam nessa viagem chamada adolescência, mais ***influência*** terão os amigos. No meio do percurso, o mais importante são os ***amigos***. Em nenhuma outra fase da vida, o desejo de estar com o grupo de colegas é tão forte. É como um vício. Família e até os animais de estimação, antes adorados, não têm condições de competir com o fascínio que o grupo de amizades exerce. Essa mudança de foco, da família para os amigos, não é necessariamente uma coisa errada, embora seja difícil convencer o cachorro da casa a aceitar a situação.

Não faça troça de um adolescente por conta dos disfarces que usa; está simplesmente experimentando um rosto após o outro, até que encontre o seu próprio.
Logan Pearsall Smith

Um dos maiores fatores de risco identificados como facilitadores do uso de drogas é o fato de os adolescentes terem muito tempo de folga, "ficando à toa" com outros jovens que tenham condutas mais favoráveis ao uso de drogas. Embora não lhe caiba escolher os amigos dos filhos, e já que proibir que se dêem com algumas pessoas quase nunca é uma boa idéia, a você resta exercer certa influência indireta. Evite a palavra "proibir", repleta de conotações perigosas quando dirigida a um adolescente.

Pais e amigos

Já ouviu a expressão: "Se não tem nada de bom para falar, fique de boca fechada"? Claro que isso não significa que não vai sobrar nada para dizer aos filhos até que tenham emergido da adolescência. Também não quer dizer que não há nada legal que possa falar sobre os amigos deles. Você há de encontrar algo! Jamais os menospreze. Críticas negativas vão colocar os adolescentes numa atitude defensiva e mais próximos ainda dos amigos tão temidos.

O que será que funciona? Para começar, comentários suaves e sutis. Nunca tenha medo de expor sua opinião acerca dos amigos, sobretudo se forem expressas em comentários justificados sobre comportamentos que não aprova, em lugar de ir taxando os amigos de insuportáveis. Permita aos adolescentes expressarem suas opiniões. Atenção ao escutá-las. Uma conversa racional pode levar o adolescente a chegar à conclusão de que até ele mesmo não gosta de certas atitudes dos amigos. Resista à tentação de assassinar com palavras os amigos que acredita tenham levado o jovem para o mau caminho. Seria como sacudir o notório pano vermelho para um touro.

Você não tem a obrigação de gostar dos amigos do filho. Entretanto, é uma boa idéia aceitá-los em casa. Se não trouxe-los para perto, poucas oportunidades terá de ver seu filho enquanto durarem essas amizades. Os adolescentes querem a todo custo ser tratados como adultos e permitir que convidem os amigos para vir em casa faz parte desse esquema. Amigos vêm e vão, então você não vai querer se distanciar de seu filho por causa do grupo de amizades do momento.

Em busca de uma identidade

A busca por uma identidade é uma das mais importantes metas que os adolescentes têm de alcançar. Nesse estágio, parece que o passeio na montanha-russa fica alucinante, e todo dia seu filho muda o visual. Por vezes, você não faz a mínima idéia de como ele vai aparecer para o almoço ou jantar, e a expectativa pode ser descomunal! Cabelo verde, cabelo azul, brincos por todo lado, todo de preto, cabelo com listras, cabelo espetado, sem cabelo. ***Sem*** cabelo!? É nessa hora que você pensa em ganhar algum dinheiro vendendo entradas para o filme "Adivinhe quem vem para jantar?" que vai passar na sua casa, e pode garantir que vai ser um tremendo espetáculo. Pode contar também que música, linguagem, bijuteria e tudo que for visível e audível vai mudar de novo, e outras tantas vezes. É uma época em que, quando você pensa que já viu e ouviu tudo que havia para ser visto e ouvido, o adolescente, mais uma vez, surpreende você.

O lado cômico e os momentos felizes da vida

Adoro passar um tempo com as meninas, fazer parte da vida delas. Fico ansiosa só de pensar que um dia vão sair de casa e não terei compartilhado o bastante. Como não dura para sempre, saboreio cada experiência que temos juntas. E elas me mantêm jovem. Curtimos as mesmas coisas e isso é muito importante. Gostamos especialmente de jogar "Imagem & Ação". A gente se diverte tanto que as garotas saem correndo para pegar o jogo e passamos uma noite muito legal.

Nós nos divertimos também com outras coisas. Como quando estou me arrumando para sair e elas dizem: "Oh, Mãe, esta roupa está ridícula. Vai trocar, mãe". Às vezes olham para meus sapatos e comentam: "Vai calçar isso?". Mas dizem rindo e todos nos divertimos, até mesmo eu. Se, porém, sou eu quem critica o que estão vestindo, a história é outra.

Androula Michaels, mãe de três garotas

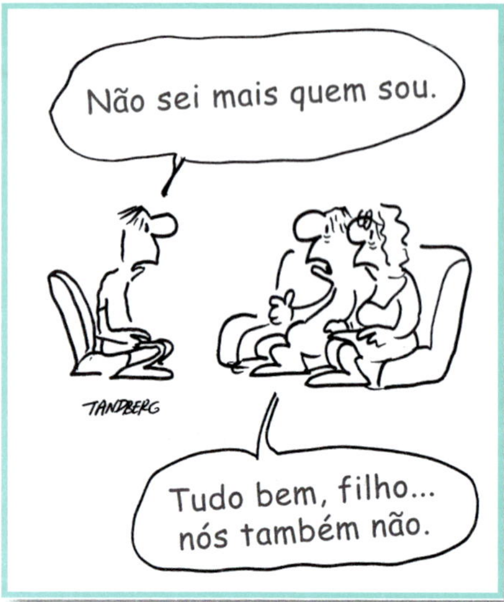
Não sei mais quem sou.
TANDBERG
Tudo bem, filho... nós também não.

Alguns adolescentes não encontram sua identidade de uma hora para outra. Para descobrirem ***quem*** são, experimentam uma seqüência de máscaras até encontrarem a que serve. Muitos escolhem participar de "grupos" ou "tribos" para terem algo com que se identificar, para pertencerem a alguma coisa. Existem a turma dos góticos, os adeptos do rap, os punks e os que freqüentam as raves, todos com um código de regras e condutas, música, roupas e mitos próprios. São alucinantes, os equivalentes atuais dos roqueiros e outras tribos de "antigamente". Brincar de identidades variadas é ***completamente normal***.

Todo mundo usa isso...

Não faz muito tempo, estava dando uma olhadela numa loja de roupas, procurando presentes para minhas sobrinhas e sobrinhos, quando ouvi por acaso uma conversa entre uma mãe e o filho de uns 13 anos.

A mãe, em tom amigável, sem gozação, falou: "Bom, vamos ver essas calças que você quer tão desesperadamente".

O filho todo feliz, se esticando para pegar uma calça *folgada*, própria para dançar: "São estas!".

A mãe, segurando as calças com os braços estendidos, como se estivessem contaminadas, disse: "Está de gozação! Estas são as calças mais feias que eu já vi! Para que você quer isso?".

O filho, todo encolhido e encabulado, respondeu com voz de desculpas: "Todos os garotos usam, mãe".

Ao que a mãe exclamou: "São horríveis. Olhe o tecido. Mas se é isso que quer ...".

O filho respondeu: "Deixe pra lá. Não importa".

A mãe: "Não, é isso que você quer. Experimente. Talvez fiquem melhor no corpo".

O filho: "Mudei de idéia, mãe. Vamos embora".

Jamais vou esquecer o semblante daquele garoto cujo coração acabara de se partir. O que importa se você não gosta de uma determinada peça de roupa? A mãe parecia completamente alheia à excitação e ansiedade no rosto do menino e também não pôde avaliar o nível de decepção que provocou com as críticas. Não sei se compraram ou não as calças. Seja como for, acho que as tais calças sempre terão uma conotação negativa para aquele jovem.

Erin

Os pais e a busca da identidade

Como os pais deveriam reagir aos sinais de que o filho está procurando por uma identidade própria que o faça sentir-se à vontade? Fingir que nada está acontecendo é uma opção, embora difícil de ser mantida. Se têm ânsias de fazer comentários sobre cabelo e roupas, façam-no de maneira positiva! Sejam criativos!

Mal-entendidos

No corredor da escola, reparei que um dos alunos estava muito triste...

Erin: "Dê um sorriso, Chris! Aliás, adorei o novo corte de cabelo".

É preciso que você seja sempre sincero. Os jovens têm um talento inexplicável para reconhecer quando alguém não está dizendo a verdade. Eu realmente havia gostado do cabelo.

Chris, com um leve sorriso: "Obrigado! Estou tendo um monte de problemas por causa dele, sobretudo com a mamãe".

Erin: "O que aconteceu?"

Chris: "Quis fazer uma surpresa e ela ficou louca. Foi horrível! Ela disse que sou uma ameaça à sociedade".

Tive que segurar o riso, porque o Chris era tudo, menos uma ameaça em potencial. Bom aluno, mas, como todos os adolescentes, emocionalmente instável.

Erin: "Tem certeza de que ela não estava brincando?"

Chris, com ar desanimado: "Acho que não. Ela fica repetindo..."

Erin: "Estou certa que estava brincando. Será que ela sabe que você é o meu melhor aluno de Inglês? Acho você o máximo! Não é uma ameaça contra ninguém. Sabe como é, os pais às vezes falam coisas sem querer. Ela vai esquecer essa história de cabelo. Dê-lhe um tempo. Da próxima vez, para facilitar as coisas, avise-a com antecedência".

Alguns dias depois, no corredor, lugar onde muitos professores "dão conselhos", Chris apareceu, com um grande sorriso: "Oi, Professora!"

Erin: "Como vai, Chris? A sociedade está a salvo hoje?"

Chris, esboçando um grande sorriso: "Talvez. Contei para a mamãe o que você me disse".

Erin, com alguma preocupação: "Qual parte?"

Chris: "Contei que você me achava legal e que eu não era uma ameaça. Depois contei que você disse que era o melhor aluno, que adorou o corte de cabelo e que ela deveria esquecer tudo".

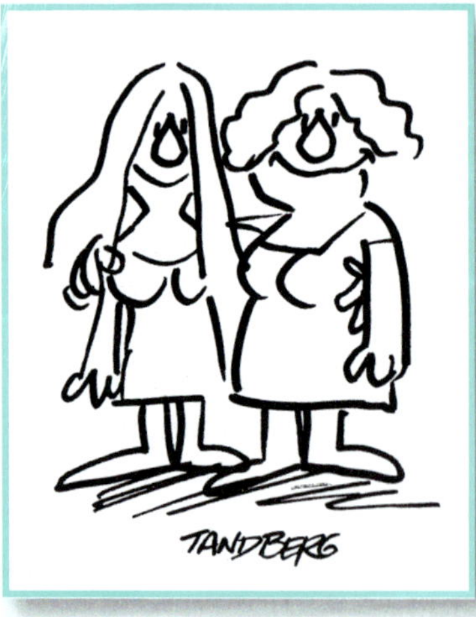

Erin, cujo coração batia mais rápido a cada minuto: "Está brincando! O que ela disse?"

Chris: "Riu muito e disse que quer conhecê-la. E disse que você está certa. A história de ser uma 'ameaça à humanidade' era uma brincadeira. Pelo menos na maior parte do tempo".

Erin

Rejeitando o controle e o apoio dos adultos

> *Engraçado... quando os pais franzem a testa, causam mais estragos psicológicos do que tortura chinesa.*
> **Arabella Weir**

Na fase intermediária da adolescência, uma característica comum aos jovens, na busca por descobrir quem são, é o desprezo tanto pelo controle exercido pelos adultos como por qualquer ajuda que possam prestar. Parece que os adolescentes querem desafiar tudo, sobretudo os pais e outras autoridades. Os professores falam desse período no meio da adolescência com voz angustiada ou irritada.

As dificuldades do período vão depender do ***temperamento*** do jovem e de ***como você vai reagir*** a cada situação de provável conflito. Dentro de uma família, um adolescente pode ser calmo e relativamente fácil de conversar, e o outro, inseguro e um pesadelo para se relacionar. Os pais são especialistas nos próprios filhos e estão mais habilitados a reconhecer o que os aborrece. Uma estratégia pode funcionar com um e não funcionar com outro. É preciso levar em conta as várias abordagens para cada caso e decidir qual o melhor método para uma determinada situação. É um contínuo tentar e errar, mas o importante é nunca desistir.

Único e inconfundível

Minha esposa e eu nos envolvemos bastante com os três filhos. Estamos o tempo todo monitorando como reagem ao mundo ao redor deles. Andrew estava ótimo até que fez oito ou nove anos, e ficou todo preocupado com o peso. Hoje está com 11 anos. Sempre foi um menino muito emotivo. Hipersensível. Também é extremamente carinhoso com os amigos. Fico aborrecido quando fica sentimental e diz: "O mundo é um saco. Não gosto das coisas que estão acontecendo". É duro ouvir essas coisas de um garoto de 11 anos. Não sei lidar muito bem com isso, mas dou-lhe bastante carinho e asseguro-lhe que tudo vai acabar bem. Ele aprecia muito o carinho físico. Sempre lhe digo que nunca houve um garoto tão legal como ele. Há umas semanas atrás, fui levá-lo para fazer um teste de piano. Confessou-me que se sentia muito pressionado com o resultado do exame. "Andy, não importa o resultado", lembro-me de ter-lhe dito. Mas ele retrucou: "Não, importa sim, acho que não vou tirar uma nota boa". Tentei facilitar as coisas para ele e disse: "Não é problema". Acho que se sentiu melhor. Ele precisa de montes de atenção. O tempo todo precisa ser tranqüilizado. Acho que todas as crianças são dependentes da aprovação paterna.

A Ângela, por outro lado, é muito mais segura. Quando passou por uma fase em que a excluíram do grupo, veio conversar conosco a respeito, porque sempre demos espaço para as crianças. O tempo todo insistimos que achávamos que ela era uma supergarota. Insistimos para que se concentrasse nos estudos e funcionou. Conseguiu superar a fase, tornou-se uma das melhores alunas e a auto-estima aumentou. Durante o período problemático, vivia encolhida como se estivesse num casulo. Está tão diferente agora. "Cai fora, papai", costuma dizer. E adoro quando responde: " Pai, você está errado, sabia?".

O caçula, Jason, de 7 anos, é muito diferente dos outros dois. Está muito bem adaptado. Confiante. Não dá bola para nada. Outro dia chegou para mim e disse que queria fazer uma tatuagem permanente na testa. A palavra "permanente" recebeu ênfase especial. Por hora, está usando uma provisória. Calmamente respondi: "Vai doer". Jason perguntou: "Vai sangrar?". Respondi: "Vai sangrar um pouquinho". Não falei mais nada e ele saiu. Espero que esse seja o fim da história. Vivo de esperanças.

Peter

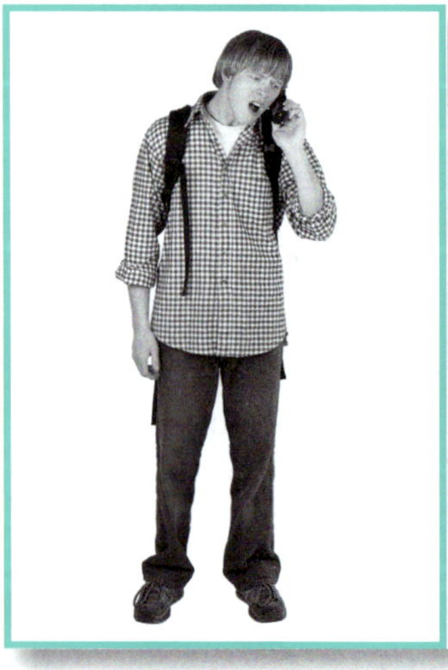

Como os pais devem reagir quando são rejeitados e/ou desafiados?

Manter comunicação positiva vai ajudar muitíssimo, e também ouvir e respeitar as diferenças de opinião. Isso não significa que você não possa estabelecer regras de conduta, mas, tanto quanto possível, tente ***discuti-las*** civilizadamente, em vez de impô-las num acesso de raiva.

Alguns comportamentos padrão nessa fase intermediária

Apesar de cada adolescente ser um indivíduo singular, existem alguns padrões de comportamento comuns nessa fase. Quando um pai lhe diz que o filho dele é um anjinho, você tem vontade de dar-lhe uma facada no coração. Alguns jovens se tornam completamente herméticos a qualquer tipo de comunicação e os pais são deixados numa espécie de vácuo. Outros vão lhe dizer apenas o que você precisa saber e nada mais do que isso.

Mantenha-se conectado

Não importa o "estilo" de adolescente que, de repente, passa a morar na sua casa, a tendência que o jovem tem de impedir a aproximação dos pais e de outras figuras que representam autoridade é um sinal positivo. Parece que é a forma de a natureza ajudar os adolescentes a desenvolverem a independência, absolutamente necessária para funcionarem como adultos saudáveis.

Considerando que todos os adolescentes são pessoas com comportamento sujeito a variações diárias, a regra de ouro é sempre abordar o jovem com calma e mente aberta. Ouvir com atenção e reconhecer os sentimentos e opiniões do adolescente é um excelente começo para se estabelecer e manter uma "conexão" positiva.

Tem assistido a bons filmes ultimamente?

Surpreenda seu filho, e talvez até a si mesmo, indo com ele ao cinema ver um filme que ele deseje assistir. Pergunte sobre os atores principais, a música. Improvise! Bata um papo e mostre que está interessado nas coisas de que os adolescentes gostam. A mesma abordagem funciona com livros, esporte e por aí vai. Os jovens são muito desconfiados; então prepare-se para responder por que quer assistir àquele filme específico:

Pai: – Fui assistir ao filme X hoje.

Adolescente: – Tá brincando! Prá quê?

Pai: – Você disse que era maravilhoso, aí fiquei com vontade de assistir a um bom filme.

Adolescente: – E gostou?

Pai: – Muito interessante! Adorei a música! Sabe alguma coisa sobre a trilha sonora?'

Adolescente: – Claro, é...

E, pronto!

Comportamento arriscado

A maioria dos adolescentes, vez por outra, toma atitudes que os expõem ao perigo. São condutas normais e são parte integrante do processo de crescimento. Testar o mundo ajuda os jovens a definirem e desenvolverem uma identidade, ao mesmo tempo que marca a separação que está ocorrendo entre eles e os pais.

Quando você tinha a idade deles...

Parece que meus pais jamais vão se esquecer das coisas que os chateavam quando eram crianças e adolescentes. Lá em casa, crescemos sabendo que se nos metêssemos em confusão, ou se tomássemos alguma decisão, essas situações seriam discutidas tranqüilamente e receberiam total apoio. Devido ao tipo de relacionamento que temos, confiam em nós e não precisamos mentir. Acho que me dou tão bem com os meus pais porque eles nunca se esqueceram da época em que estavam crescendo, e sempre se lembram da vontade que tinham de experimentar coisas novas, da atração pela rebeldia e da necessidade de um certo grau de independência.

Anna Kelsey-Sugg, 19 anos

Experimentando o perigo

Expor-se a riscos é um expediente positivo na vida de um adolescente, para descobrir, desenvolver e consolidar sua identidade. Importante lembrar que aprender a avaliar riscos é um processo pelo qual passamos durante toda a existência.

Em vez de concluir que o comportamento arriscado é uma guerra pelo poder, contra os pais, uma rebelião, vale mais considerá-lo como ***processo de educação*** positivo. Ao assumir desafios e riscos, os adolescentes descobrem ***quem*** são e constroem ***o que*** vão ser. Tudo isso faz parte do processo de busca pela resposta para o dilema "Quem sou eu?". Sem essa vivência, garotas e meninos nunca andariam de bicicleta ou dariam o primeiro mergulho.

Da dependência para a independência

Das muitas teorias sobre educação dos filhos, prefiro aquelas que dão ênfase à importância dos primeiros três anos de vida para o desenvolvimento subseqüente e para o crescimento da pessoa no decorrer da vida. Demos bastante atenção e devotamos muito tempo às nossas filhas quando eram bem pequenas. Como resultado, conhecíamos todas as idiossincrasias e necessidades especiais. Permanecer bem informado facilita a imposição de limites, ao mesmo tempo que dá liberdade às crianças de explorarem e compreenderem o mundo.

Natasha era uma excelente observadora, de uma curiosidade insaciável, que muitas vezes fez com que ela ultrapassasse os limites: o lago com peixes era seu alvo favorito. Optamos por focalizar na solução do problema, ou seja, na eliminação dos riscos, sem fazer tempestade num copo d'água por coisas sem importância. Decidimos fazer uma modificação no espaço físico ocupado pela criança, tornando-o mais seguro. Instalamos uma rede de proteção sobre o laguinho. Acho que o critério de diminuir os riscos, enquanto estabelece limites, é um método que pode ser usado em todos os estágios de desenvolvimento da criança.

Da infância à adolescência, os filhos precisam fazer uma gradual transição da dependência para a independência, como preparação para a vida adulta. Para que isso seja feito, precisam sentir a euforia do perigo vencendo etapas gradualmente e se afastando dos pais em movimentos cada vez mais amplos. Dar alguma liberdade de movimento permite que as crianças assumam responsabilidade pelas conseqüências de seus atos.

Educar uma criança transforma-se, geralmente, num desafio para os próprios pais crescerem. As crianças tendem a imitar o comportamento dos pais, muito mais do que fazer o que eles mandam, sobretudo se há uma discrepância entre palavras e condutas. Os pais precisam ser merecedores de respeito. Tentei ser aberta e autêntica, mesmo com os defeitos que tenho e todo o resto.

Como éramos pais superocupados, envolvidos em muitos outros afazeres além dos filhos, resolvemos dedicar tempo e espaço para nos divertirmos com as crianças. Escutar com atenção, manter comunicação de qualidade e confiar são parâmetros imprescindíveis a qualquer relacionamento, sobretudo ao relacionamento dos pais com as crianças e até à adolescência.

Por vezes, senti que a experiência de educar as crianças podia ser especialmente dolorosa. Mas, foi a mais profunda experiência de vida que já tive. As garotas estão desabrochando. São jovens maduras, independentes e engajadas. Haveria melhor prêmio para os pais?

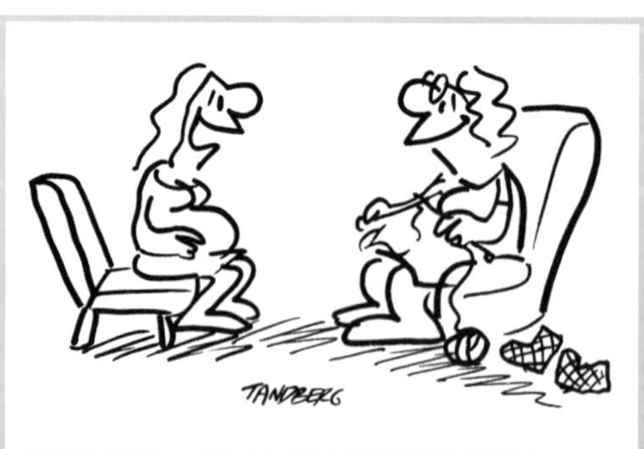

Nan Presswell, mãe de Natasha, 20, e Tania, 14 anos

QUANTO MAIS OCUPADO, MELHOR

Minhas netas mais velhas, as gêmeas Lauren e Katrina, têm 16 anos. Praticamente não deram nenhum trabalho para os pais. Acho que isso se deve ao fato de que a mãe estimulou-as a se envolverem com ginástica desde pequeninas. Era divertido, instrutivo e saudável. Quando chegaram à adolescência, continuaram interessadas em esportes como o basquetebol, tênis e natação.

Ao mesmo tempo, desenvolveram uma atitude saudável. Gostam de competir, mas consideram que ganhar não é tudo. Praticar esportes é ótimo, porque os jovens aprendem também a perder. Experimentam derrotas, mas aprendem como lidar com elas e como suplantá-las no futuro. Lauren e Katrina adoram esportes e aproveitam para conhecer outras pessoas fora do ambiente escolar. É superimportante. Tão importante que os pais sempre comparecem aos jogos, e não as deixam simplesmente no local das atividades, pensando: "Isso basta!". Na verdade, as crianças querem que os pais fiquem lá para vê-las. Os pais das gêmeas, sempre que podem, vão vê-las jogar, e levam junto a avó. Não importa a mínima se as garotas participam muito ou pouco. Trata-se de encorajá-las e de mostrar que se interessam. As gêmeas estão sempre ocupadas. Além do esporte, têm outros interesses, tais como grupo na igreja e trabalho de meio expediente nas férias. Problemas estarão sempre rondando, mas as garotas não vão encontrá-los se não tiverem tempo de procurar.

Meg Robinson

Motivos para comportamentos arriscados

Alguns jovens se envolvem em situações perigosas porque estão entediados, zangados ou querem chamar atenção. Mais importante, as pesquisas revelaram que a diferença entre um adolescente que está envolvido em atividade de risco e aquele envolvido em atividades de alto risco é o fato de ele ***estar ou não conectado.*** Trata-se de um sentimento de ligação, de ser importante para outra pessoa ou pessoas, sobretudo para a família.

Estar conectado parece ser um subproduto das famílias que se esforçam em dar valor a estar junto e que transmitem um sentido de obrigação recíproca entre os seus membros. Nessas famílias, um jovem se sente ***seguro***, e todos encontram tempo para se divertirem juntos e desenvolverem certos rituais e tradições. Esses pais tentam ser consistentes e previsíveis enquanto transmitem a mensagem de que tanto a pessoa como seus sentimentos são importantes. Se o jovem sente autêntica afinidade com a família, estará mais propenso a evitar atividades de alto risco.

Para que tanta raiva?

- Os sentimentos que afloram servem, em geral, para disfarçar sentimentos profundos mais delicados. É mais fácil ficar zangado do que triste ou amedrontado.
- Por baixo da raiva, seja sua ou de seu filho, sempre encontramos mágoa, culpa, tristeza ou medo.
- Normalmente, a raiva é a opção "segura" que o jovens escolhem quando estão confusos.

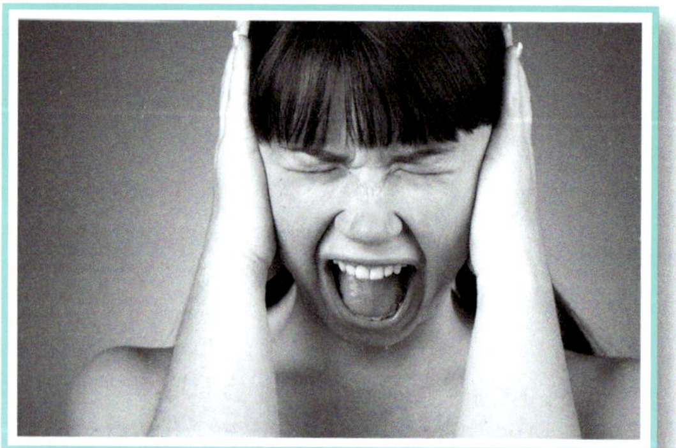

- Todos os adolescentes devem aprender a deixar a família fora disso, pois a raiva provoca distanciamento.
- A distância é fruto de um comportamento "dissimulado" ou de uma comunicação monossilábica mal-humorada.

Não é fácil ser jovem

Talvez seja inevitável que somente o pai, ou a mãe, se comunique de forma efetiva com o filho de 15 anos. Para mim bastava que me escutassem. Se deixassem de lado aquele ar superior, de desdém, seria mais fácil acabar com a sensação de frustração que sentimos quase o tempo todo.

Idade não é nada. Se fôssemos fazer um estudo cuidadoso, o parâmetro idade deveria ter o menor peso. Muitas vezes a irritação que sinto quando alguém me diz que não posso fazer algo por causa da idade quase me leva à loucura. Um número não tem o poder de comprovar a profundidade dos meus pensamentos, a relevância dos meus sentimentos e a qualidade dos meus princípios. Quanto mais novos somos, menor nossa capacidade de, em palavras, expressar emoções. Mas sentimos basicamente as mesmas coisas.

Yanlo Yue, 15 anos

É preciso confiar e prestar atenção

O que os jovens mais querem é que os escutem e que sejam valorizados. São capazes de feitos espetaculares, e talvez os pais devam se importar menos com a "idade" e aprenderem a confiar nos adolescentes.

Os jovens aprendem a escutar quando os pais os escutam. Também aprendem a confiar quando lhes atribuem responsabilidades.

Da necessidade de um modelo de identificação

Nessa fase intermediária da adolescência, o jovem precisa de pelo menos uma pessoa especial que possa ajudá-lo a alimentar sua individualidade e fornecer um pouco de ***estabilidade*** e ***segurança***, tão necessárias para um período de mudanças rápidas e de tanta insegurança. Essa pessoa pode ser um dos pais, mas em geral é um professor, um amigo da família ou outra pessoa em quem o jovem confia. A presença de pelo menos um ***modelo de identificação*** ajuda o adolescente a sentir-se valorizado e faz um mundo de diferença.

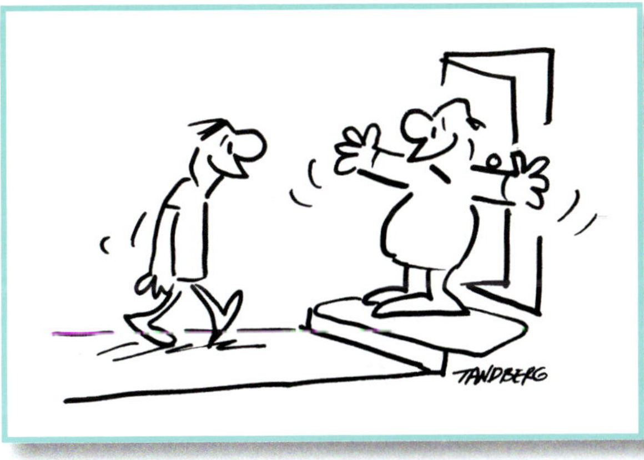

MANUAL DE SOBREVIVÊNCIA NESSA FASE INTERMEDIÁRIA DA ADOLESCÊNCIA

- Trabalhe para manter os canais de comunicação abertos.
- Escute e tente manter a calma e ser positivo, não importa qual seja o assunto. Permita sempre que o jovem expresse uma opinião e defenda-a, mesmo que seja diferente da sua.
- Não tenha medo de mostrar suas idéias, mas evite criticar sobretudo os amigos, roupas, o estilo de cabelo e de música.
- Não proíba que os amigos freqüentem a casa. Tente explicar as razões de seus sentimentos e que tipo de comportamento prefere. Concentre-se no que há de positivo: "Gosto do John. Ele é muito engraçado, mas prefiro que não fique consertando a bicicleta sobre o tapete persa. Adoro esse tapete e fiquei chateada com toda a bagunça". Essa abordagem é bem melhor do que: " Diga àquele idiota do seu amigo que ele não é bem-vindo a essa casa, nunca mais! É um retardado!".
- Evite as palavras "proibido" e "vetado". Tente conversar. Discuta, escute, negocie e, se possível, esteja preparado para fazer concessões.
- Descubra oportunidades de demonstrar que confia no jovem. Se ficar desapontado, tente de novo.
- Tenha certeza de que o adolescente se sente conectado, amado, valorizado e, acima de tudo, que lhe dão ouvidos.
- Tire um tempo só para você. É preciso cuidar do equilíbrio mental e refazer as energias. É sempre mais fácil ver as coisas em perspectiva, de uma pequena distância e com forças renovadas. Também é importante que as crianças respeitem a necessidade que os pais têm de um tempo só para eles.
- Tenha alguém com quem possa conversar quando precisar de ajuda. Ser capaz de conversar sobre o que está se passando e dar boas risadas com um amigo ou outro pai de adolescente pode ajudar muitíssimo. Você vai descobrir que, afinal das contas, não está enfrentando a situação tão mal assim.

AMIZADES E GARGALHADAS

Para ser pai de um adolescente é preciso ter um amigo do peito e boa dose de humor. O amigo é para lhe dar a certeza de que não está sozinho e que vai sobreviver. O senso de humor é para que seja capaz de rir de si mesmo e das confusões em que às vezes se mete no relacionamento com seus filhos. No meio de uma briga com minha filha de 14 anos, ela me disse que eu não poderia compreendê-la, porque ela sofria da "síndrome do filho do meio". Respondi: "Na verdade, querida, entendo bem. Também sofri da 'síndrome do filho do meio'". Ela continuou explicando que era diferente porque eu era a do meio de seis crianças, enquanto ela era realmente "a do meio" pois eram três. Naquele momento nos demos conta do ridículo da situação e começamos a rir de nós mesmas.

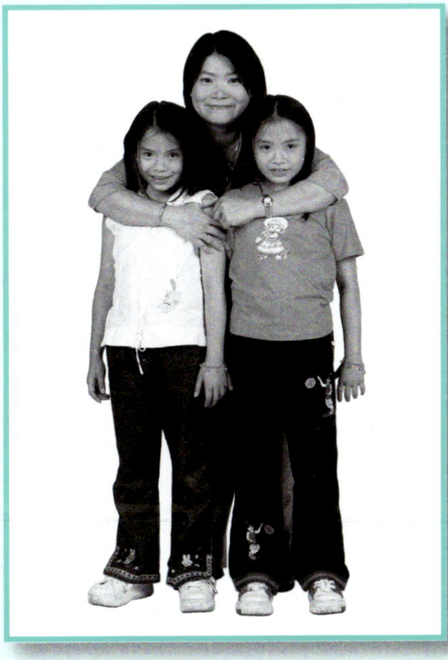

Enquanto as crianças são pequeninas, procuramos fazer com que sejam independentes e adoramos quando preferem fazer as coisas sozinhas. Dez anos mais tarde, quando querem exercer a independência, perdemos o juízo. Tenho que ficar me lembrando de que o que mais desejo para meus filhos é que sejam independentes e capazes de tomar as próprias decisões. Uma das minhas filhas diz que o bom pai é aquele que confia no julgamento do filho.

Como pai de adolescentes, você precisa também ficar se lembrando do amor que sente por eles. O que lhe desagrada é o comportamento. Meus filhos querem que eu lhes diga que os amo, independente de como se comportam. Faço questão de dizer isso a cada um deles, uma vez por dia. Vale a pena lembrar.

Ruth Wallbridge

QUANTO MAIS AJUDA MELHOR

Sou casada, mãe de duas garotas e faço clínica geral. Só quando cheguei aos 30 anos foi que me decidi a constituir uma família. Ficava nervosa só de pensar em ter filhos, porque havia sido a primeira filha e meus pais se divorciaram e se casaram diversas vezes. Também ficava tensa com a expectativa de conciliar maternidade e carreira profissional. No entanto, queria ter filhos e achava que seria uma das experiências mais maravilhosas da minha vida.

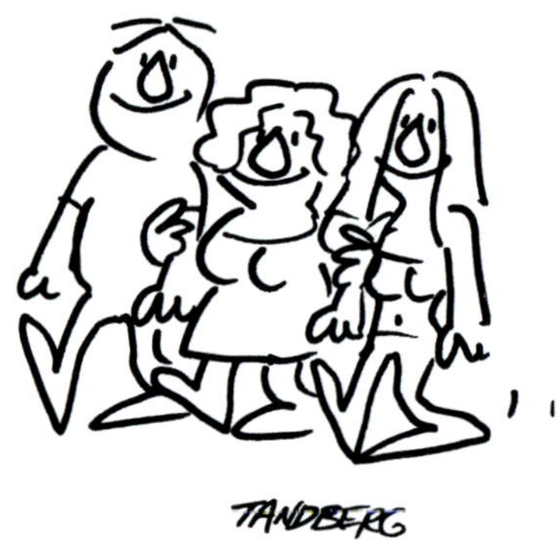

Desde os primeiros dias de nascimento das crianças, muitos familiares e amigos se apegaram às meninas e formaram vínculos permanentes. A natureza profunda desses vínculos tem oferecido às garotas muito mais do que nós, como pais, poderíamos proporcionar.

Nan Presswell, mãe de Natasha e Tania

A FASE INTERMEDIÁRIA DA ADOLESCÊNCIA EM POUCAS PALAVRAS

É a época de:

- Emanciparem-se dos pais.
- Mudança dramática de foco: da família para os amigos.
- Identificação com determinados gêneros de música, mitos, etc.
- Busca da individualidade, recusando o controle e a ajuda dos adultos.
- Tensão no relacionamento com os pais.
- Necessidade de um "guia" como modelo de identificação.

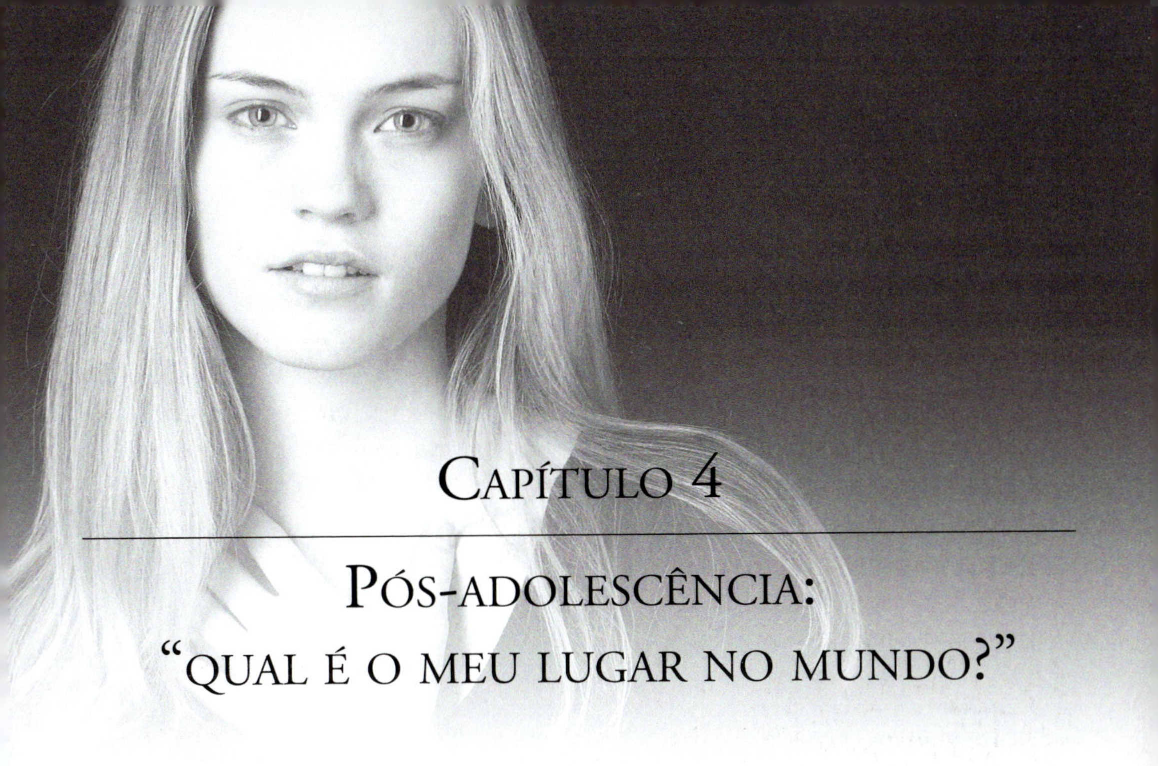

Capítulo 4

Pós-adolescência: "Qual é o meu lugar no mundo?"

Essa é a grande oportunidade de os pais demonstrarem verdadeiro interesse pelos planos e decisões que os adolescentes têm de assumir.

Um jovem se torna um adulto quando se dá conta de que tem o direito de estar certo, mas também o de estar errado.
Thomas Szasz

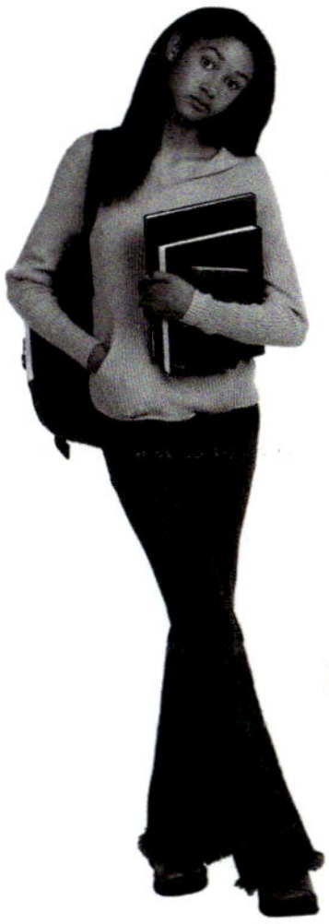

Os jovens na pós-adolescência estão se esforçando para encontrar um lugar no mundo que seja só seu. É nessa fase que começam a amadurecer e enfrentam tudo o que lhes vem acontecendo. Têm de ***encarar a crise de identidade*** e realmente responder àquela pergunta: ***"Quem sou eu?"***, com a qual já começaram a lutar na fase intermediária da adolescência. Há algumas gerações, muitos jovens no final da adolescência já trabalhavam o dia inteiro ou se mudavam da casa dos pais. Hoje, porém, os pós-adolescentes estão se defrontando com um mundo cheio de incertezas no que se refere a estudos e emprego. Motivo suficiente para o aumento do estresse nos jovens e de preocupação para os pais.

Dê apoio incondicional

No final da adolescência, os jovens estão buscando definir e compreender o papel funcional que têm de assumir na vida. Querem achar o seu lugar no mundo. Em geral, nessa fase, mudam de posição e voltam a ***dar valor*** aos pais. Quando estiverem tomando decisões importantes, os jovens precisam do apoio dos pais.

Seja claro

Toda vez que passamos de carro pela Universidade X, Papai sorri e diz: "É para cá que você vem, Amanda". Quando fala assim, sinto não estar à altura das expectativas dele. Acho que não conseguirei notas para passar. É a pressão. Ele não é uma má pessoa, nem nada parecido... é um pai maravilhoso. Simplesmente não faz a menor idéia de como é difícil para mim ficar ouvindo isso o tempo todo. Às vezes, quando estou sozinha, choro só de pensar nisso.

Amanda, 16 anos

Considere uma opção não-tradicional

Quando um dos meus filhos terminou o penúltimo ano do ensino médio, e era evidente a sua falta de entusiasmo pelos estudos, ele veio até mim e disse que não queria cursar o ano seguinte. A escola concordou que parar de estudar por um ano não seria uma má idéia. Ele disse que queria viajar para a França e ficar lá por um ano, e se empenhou bastante na obtenção de informações sobre vários programas de bolsa para uma viagem cultural. E lá se foi. Na volta, falava francês fluentemente, aprendeu a apreciar vinhos caros e tinha muito mais experiência de vida.

Havia também incorporado uma atitude completamente diferente frente aos estudos.

Nem todos os jovens estarão necessariamente prontos para terminar os últimos anos de colégio quando a escola e os pais assim o determinam. É preciso ser flexível e estar disposto a avaliar outras opções.

Michael

UM PULO NO ESCURO

Não importa se os adolescentes preferem continuar os estudos após o ciclo médio ou ir trabalhar, essa é uma época de grandes mudanças. Eles têm de enfrentar grandes questões:

- Qual Faculdade e carreira são acertadas para mim?
- O que faço se tiver escolhido errado?
- O que o mundo lá fora preparou para mim?
- Serei capaz de fazer novas amizades na Universidade e no trabalho?
- Serei capaz de lidar com as novas exigências?
- O que Papai e Mamãe vão dizer se não me der bem?
- Como Papai e Mamãe vão reagir se lhes disser que não quero mais estudar?

MARCANDO PRESENÇA QUANDO FOR IMPORTANTE

Como orientadora vocacional, vejo muitos jovens escolherem entre continuar os estudos ou trabalhar. Quando estão indo embora do consultório, sempre me levanto, cumprimento-os com um aperto de mão e digo algo assim: "Estou feliz por você. Acho que vai gostar do curso. Gostaria de saber se tudo vai dar certo. Mande notícias. Boa sorte!". Os jovens sempre se surpreendem quando lhes estendo a mão. A surpresa, porém, é quase sempre substituída por uma expressão de alegria que por vezes me leva às lágrimas, especialmente quando o jovem à minha frente está visivelmente emocionado. O que estarão pensando? Com certeza uma mistura de emoções. Insegurança quanto ao futuro, algumas vezes tristeza por deixar o colégio ou talvez felicidade porque alguém confia neles.

Esse aperto de mãos realmente deu a partida! Um grupo bem grande de jovens, que estava aguardando fora do consultório, ficou observando enquanto eu estendia a mão para um aluno. Depois entraram para conversar sobre o que fazer após receberem os resultados das provas, e um deles foi mais rápido no gatilho. Ao levantar-se para sair, estendeu a mão e apertou a minha com firmeza. Poucas coisas me deixam de queixo caído, mas por uma fração de segundo fiquei muda. Que maravilha, pensei. Os jovens precisam sentir que são vistos como pessoas importantes pelos adultos que os conhecem e que esses adultos têm prazer em cumprimentá-los com um aperto de mão. Daquele dia em diante, estendi a mão para muita gente.

Se um simples aperto de mão de uma orientadora vocacional significa tanto, imagine o quanto um gesto parecido vindo dos pais não representaria. E vindo dos avós, irmãos e irmãs? Um aperto de mão contém em si muita força. Demonstra que um jovem está sendo cumprimentado na condição de igual para igual, que houve mudança no relacionamento. Você estará dando um sinal evidente de que reconhece que estão crescendo, tornando-se adultos, caminhando em direção a experiências importantes e excitantes. Mas, acima de tudo isso, é sinal de que respeita aquele jovem. Um gesto simples e, não obstante, repleto de significado. Claro que existem outras maneiras de os pais demonstrarem orgulho pelos filhos; o braço em volta do ombro, um carinho espontâneo, um tapinha nas costas. Nesses períodos marcantes da vida dos jovens, esses gestos significam: "Estou orgulhoso de você. Acredito em você". E, enquanto estiver usando esses gestuais, aproveite para dizer-lhes o quanto está orgulhoso. Fale bem alto! Quanto ao aperto de mão e outros tipos de contato físico, recomendo-os da forma mais enfática possível! Os jovens adoram.

Erin

CARRO, CACHORRO OU FÉRIAS?

Incentivos para estudar

Já me deparei com inexplicáveis "incentivos" que os pais oferecem aos adolescentes para "entusiasmá-los" a estudarem com mais afinco. Os pais de uma garota prometeram-lhe um carro se conseguisse passar para uma Universidade de prestígio ou um cachorro se conseguisse apenas resultados satisfatórios. Uma outra menina foi avisada de que, se obtivesse determinadas notas nas provas, toda a família teria férias espetaculares; do contrário, todos ficariam em casa. Uma forma certeira de estimular a rivalidade entre irmãos, e a garota acabou sob vigilância impiedosa dos irmãos e irmãs. Conheço também o caso de um menino que foi proibido de assistir à televisão durante o último ano do colégio, de atender ao telefone ou de fazer ligações, e não podia sequer entrar em contato com os amigos. Todos esses alunos tinham medo dos pais e, por mais triste que possa parecer, embora se sentissem magoados pelo que lhes estava acontecendo, ainda precisavam desesperadamente da aprovação e aceitação paterna. Fica difícil ajudar os adolescentes quando estão se sentindo tão distanciados dos pais e com medo de desapontá-los.

O que aconteceu com esses jovens? A primeira menina ganhou o cachorro e o adora, mas ainda não se refez da sensação de que desapontou os pais. A outra menina e a família saíram de férias, mas o que percebi foi uma jovem exaurida e insegura, que parecia mais uma perdedora. O terceiro não se saiu tão bem quanto os pais esperavam. Só trabalho e nenhum divertimento? Saiu dos trilhos e ficou vagabundando na Universidade, provavelmente tendo de lidar com muito ódio introjetado.

Sem dúvida, os adolescentes mais felizes que conheço são os que entendem que são valorizados pela família, independentemente do resultado acadêmico. Estão livres, então, para se dedicarem aos estudos, sabendo que não vão precisar lutar para manter o amor e a aprovação dos pais. Isso eles já têm.

Erin

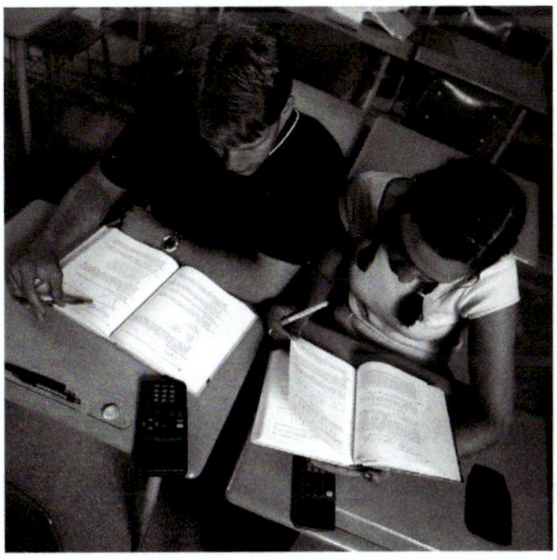

Respeite as decisões dos filhos

Durante esse período, respeitar as decisões tomadas pelos adolescentes é a maneira mais correta de demonstrar que os vê como jovens adultos. É a época em que o relacionamento com o filho deve basear-se no respeito e afeição mútuos. Para que se transforme num adulto, deve ser-lhe dada a oportunidade de tomar decisões importantes e de sentir que os pais respeitam essas decisões.

Veja tudo em perspectiva

Os pais precisam deixar claro que os jovens não são obrigados a "acertar", de primeira, na escolha de uma Faculdade ou trabalho. Precisam ouvir que não há nada de errado em experimentar e mudar de direção. Não devem se sentir uns fracassados ou que tudo não passou de uma tremenda perda de tempo, se a primeira escolha de ensino superior ou de trabalho não atendeu às expectativas. Essa é a oportunidade perfeita para ensinar aos jovens que toda experiência tem valor e que o importante é continuar buscando a Faculdade ou a carreira de seus sonhos.

Demonstre orgulho

Os jovens têm um dom instantâneo para perceber quando os pais ficam desapontados. Nunca é demais repetir: "Estamos orgulhosos de você e o amamos". Não é a época de ficar culpando ou condenando o jovem por não estudar o bastante. Na grande maioria, são eles os primeiros a culpar a si próprios. Precisam aprender a aceitar um resultado que não seja o esperado, procurar tirar o máximo de proveito de tal resultado e ***ir adiante*** com energia renovada. Mesmo contando com o apoio integral da família, é uma tarefa muito dura para os adolescentes.

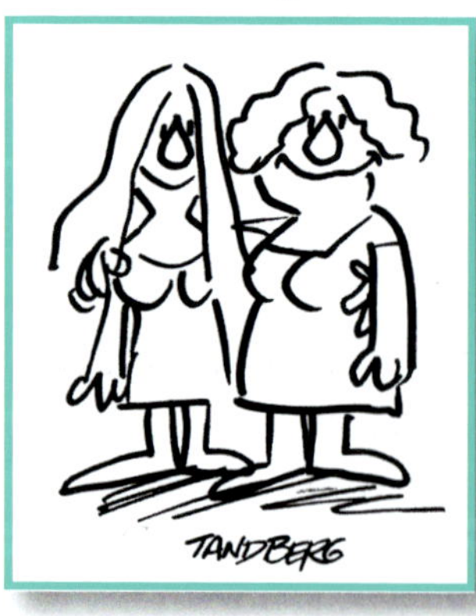

ESTEJA VIGILANTE

Os pais precisam estar vigilantes para compreender os avisos, emitidos pelos filhos, de que não estão se ajustando bem às mudanças do fim da adolescência. Sentem-se dominados pelo tamanho e pelas novidades com as quais se deparam nos ambientes universitário e de trabalho. Alguns sinais de alerta de que as coisas não vão bem para os pós-adolescentes são:

- Temperamento instável, alterações de comportamento, perda de interesse pela vida, quase sempre demonstrando tristeza.
- Não querem falar sobre estudos e carreira profissional.
- Perdem contato com os "velhos amigos" e não fazem novas amizades.
- Não dormem bem.
- Alteração dos padrões alimentares.
- Não participam das atividades junto com a família.
- Alteração repentina e anormal de comportamento, com características destrutivas, perigosas, e com atitudes arrojadas e de alto risco.

COMEMORE AS DATAS ESPECIAIS

Tirando a transição nos estudos ou no trabalho, a pós-adolescência é uma época repleta de datas especiais. Chegam à idade em que podem votar pela primeira vez, tirar carteira de motorista e já podem freqüentar lugares de adultos. Também é o período em que iniciam relacionamentos amorosos mais sérios. Os pais deveriam comemorar cada um desses acontecimentos e demonstrar que estão sinceramente orgulhosos dos filhos.

DICAS DE SOBREVIVÊNCIA PARA A PÓS-ADOLESCÊNCIA

- Troque idéias a respeito de tudo. É uma época de desafios, quando estão tendo experiências novas todos os dias. Os jovens precisam ouvir que é normal precisar de tempo para se ajustarem às novas matérias da Faculdade ou ao novo trabalho. Terminar o ensino médio, que é relativamente "seguro", e ir para a Universidade ou trabalho é uma imensa transição.

- Estimule novos interesses, como freqüentar um clube ou participar de atividades em que possam encontrar novos amigos. Durante a fase de transição, seja nos estudos ou trabalho, muitos jovens perdem contato com os amigos. Refazer um novo grupo de apoio é extremamente valioso.
- Mantenha a coesão da família. Até mesmo quando iniciam essa nova fase de estudos superiores ou de trabalho, os jovens ainda necessitam do apoio paterno. Alguns escamoteiam a insegurança atrás de uma fachada de ousadia, temerosos de admitir que estão confusos e preocupados, justo quando mais precisam ser tranqüilizados pelos pais. Uma boa forma de "quebrar o gelo" é contar como foi a sua primeira experiência de trabalho ou os primeiros tempos de Faculdade. Os adolescentes têm de ter a certeza de que os pais estão interessados no que estão fazendo e que compreendem que essa é uma fase cheia de dificuldades.

Muitos jovens, na última fase da adolescência, saem finalmente das ***trevas hormonais*** que os invadiram desde a puberdade e passam, então, a ver as coisas com mais discernimento e compreendem que os pais não são tão ruins assim. É, aquela criança maravilhosa que um dia você conheceu, voltou e, melhor ainda, ***voltou como ser humano***. É verdade! Não importa o quanto as coisas tenham sido difíceis, a grande maioria sobrevive à própria adolescência!

Dando valor ao lar

Éramos Jessie, minha irmã mais velha Katie e eu, aos oito meses. Deixamos papai em Cairns e nos mudamos para Brisbane, para a casa da vovó. Enquanto crescíamos, eu sabia que vivíamos numa situação diferente da de outras famílias. Mamãe era a única provedora e trabalhava duro, e era muito boa

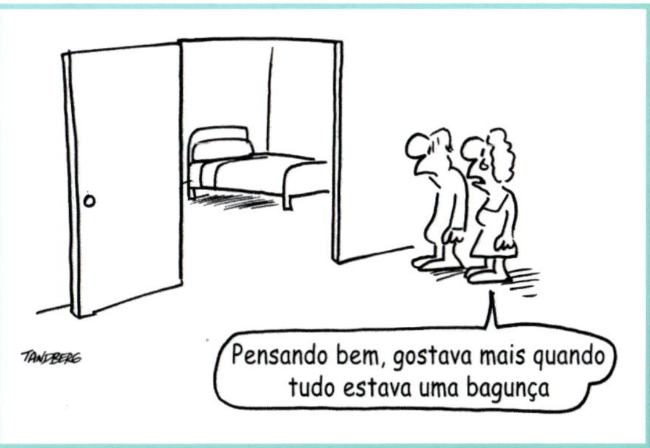
TANDBERG
Pensando bem, gostava mais quando tudo estava uma bagunça

no que fazia. Ela fazia questão de que o local de trabalho ficasse a cinco casas da escola de ensino básico que eu e minha irmã freqüentávamos, de forma a estar por perto em caso de emergência. Para mim, a maior qualidade de mamãe foi ter se sacrificado tanto. Está sempre pronta a abrir mão de seus interesses para atender aos pedidos da filha de 18 anos, como ir buscá-la numa festa às quatro horas da manhã, e faz isso sem sombra de aborrecimento, como se poderia esperar da maioria dos pais.

Mamãe não segue os princípios tradicionais de qualquer doutrina. Tem como lema permitir que pensemos por nós mesmas e que experimentemos as conseqüências, às vezes ruins, das nossas decisões. Seus conselhos são sábios. Mamãe me educou para ser um indivíduo, tornando-me capaz de compreender as verdades do mundo, enquanto tomava um chá na cama dela. Quero ser igual a ela. Ela é uma pessoa especial, com certeza...

Alexandra Gooderham, 18 anos

PÓS-ADOLESCÊNCIA EM POUCAS PALAVRAS

É a época de:

- Encarar e atacar de frente a crise de identidade.
- Procurar definir e compreender o papel funcional na vida.
- Relacionamentos baseados em respeito mútuo e carinho.
- Mais demonstrações de comprometimento e responsabilidade.
- Planejamento da vida.
- Necessidade de ajuda para estabelecer objetivos claros e planejar estratégias para alcançá-los.
- Descobrir que os pais, afinal, não são tão maus assim.

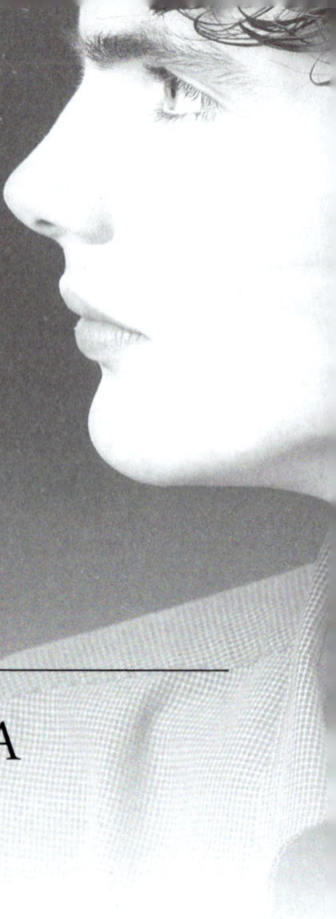

Capítulo 5

As metas da adolescência

As quatro metas são alcançadas durante a pré-adolescência, o meio da adolescência e a pós-adolescência, e por vezes não dá para perceber nem o início, nem o término de cada uma.

Para levar uma vida saudável, tanto do ponto de vista psicológico como do emocional ou físico, os adolescentes têm de alcançar ***quatro metas*** durante a adolescência. Ao cumprir cada uma das metas, fica evidente que o jovem está vencendo as etapas e se tornando um adulto independente.

Quando era um garoto de 14 anos, meu pai era tão ignorante que mal agüentava tê-lo por perto. Quando fiz 21, fiquei surpreso com o quanto ele havia aprendido em sete anos.
Mark Twain

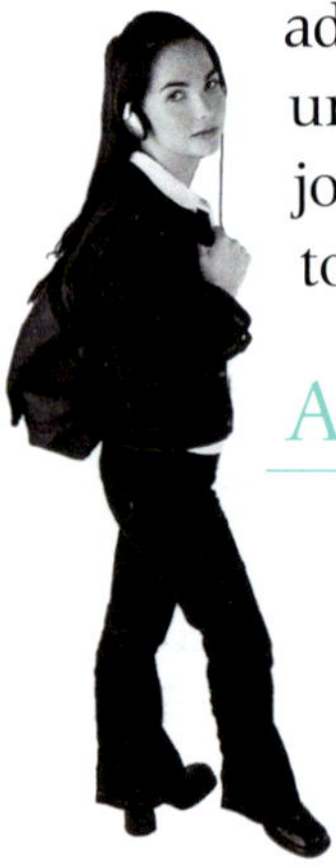

As quatro metas da adolescência

1. Formar uma identidade equilibrada e positiva;
2. alcançar a independência dos pais ou dos adultos responsáveis pela sua educação;

3. conhecer pessoas para amar fora do círculo familiar;
4. encontrar um lugar no mundo ao dar um rumo à carreira profissional e alcançar a independência econômica.

As quatro metas são atingidas durante a pré-adolescência, a adolescência e a pós-adolescência, e por vezes não se consegue distinguir o início nem o término de cada uma. Os jovens começam a atingir algumas das metas na pré-adolescência e só terminam na pós-adolescência.

1. Formar uma identidade equilibrada e positiva

Essa meta tem início na pré-adolescência e perdura até a pós-adolescência.

A formação de uma identidade equilibrada e positiva é provavelmente ***o objetivo primordial da adolescência***. Alcançar a consciência positiva de si mesmo tem efeito sobre a capacidade de formar relacionamentos e transpor com sucesso as outras metas. Em outras palavras, os jovens têm de ***descobrir quem são***. Não é tarefa fácil. Envolve levantar enormes questões e tomar decisões sobre posicionamentos, valores, crenças e princípios éticos. Basicamente, implica chegar a um ponto de autoconhecimento e auto-aceitação.

Esmiuçar o próprio interior pode tornar-se fatigante e mesmo assustador, se o jovem não estiver seguro de que é aceito pelos outros. ***Os adolescentes que não têm amor-próprio e acham que ninguém os aceita, têm menos condições de formar uma identidade positiva***.

Como os pais podem ajudar

- Transmitindo ao adolescente bastante segurança. Sempre que puderem, não percam a oportunidade de elogiar as realizações, habilidades e qualidades de caráter.
- Se acharem que o adolescente tem baixa auto estima, é preciso cuidar disso transmitindo bastante segurança. Na prática, é importante ajudá-lo a achar novos interesses e áreas em que seja competente.

- Os pais devem ter certeza de que os adolescentes se sentem valorizados e aceitos, mesmo com todos os defeitos. Amor absoluto e irrestrito! É preciso que a mensagem aos filhos seja clara: o valor de um jovem não é medido pelo sucesso nos estudos, nem pelo talento esportivo ou pelas realizações em uma determinada área, mas pela vontade de viver a vida integralmente.
- Explicando muito bem que os adolescentes são amados independentemente de serem alunos brilhantes, estarem na média ou passarem de ano "raspando"; de estarem planejando seguir uma carreira tradicional ou não; de serem heterossexuais, bissexuais ou homossexuais; de serem extrovertidos ou tímidos, ou de estarem mais voltados para os esportes ou para as artes.
- A mensagem que os jovens precisam receber dos pais é: **"Você é amado e nada vai mudar isso".**
- Os jovens que se sentem aceitos e que podem ser eles mesmos acham a meta de formar uma identidade positiva muito mais fácil de cumprir, do que aqueles que têm medo da rejeição e nenhuma autoconfiança.
- Fica mais fácil para os adolescentes cumprirem a meta de formação da identidade se, quando eram crianças, tiveram a liberdade de ser eles mesmos.

Conheça seu filho

Temos dois meninos. Mark está com sete anos e James, com três. Quando o Mark nasceu, pensei: "Bom, ele vai ser médico". Achei que era uma profissão em que poderia dedicar-se aos outros. Mais tarde, quando vi que suas aptidões eram em outra área, esqueci-me da idéia de ele ser médico. Não é justo projetar seus desejos em outra pessoa. Posso cometer uma porção de erros, mas não esse. Também queria que Mark tivesse o mesmo gosto que eu para ler e escrever. Logo, logo, porém, minha intuição me disse que não seria nada disso. Ele tem jeito para a mecânica. Tenho que amá-lo pelo que é. Entendi que não se pode moldar os filhos aos seus caprichos. O que se pode fazer é oferecer-lhes todas as oportunidades e estimular aquilo que seja do interesse deles.

Foi o médico da família quem primeiro observou que ele tinha a mente dirigida à área da mecânica. Mark não se cansa de perguntar como as coisas funcionam. Um belo dia, começou a desenhar algo parecido com uma caixa de circuitos. Desmanchou o aparelho de vídeo cassete que não estava funcionando e voltou a montá-lo. Já vi essa criança hiperativa feliz da vida quando está brincando com eletrônicos. Certa vez, disse a ele: "Calma. Está muito agitado. Gostaria de fazer o quê?". Ele respondeu: "Mãe, para falar a verdade, só fico tranqüilo quando estou mexendo com coisas eletrônicas". Nem eu nem meu marido Geoff temos talento para ajudá-lo nessa área. Geoff é mais artístico e, quanto a mim, só agora vim a saber o que é um "condensador". Tem a ver com eletricidade. Então compramos para Mark uns kits eletrônicos não muito sofisticados e o tio dele vem até aqui para trabalharem juntos na montagem. Ele tem até um livro sobre eletrônica. Ainda não sabe ler, mas adora as ilustrações.

Já dá para ver que James é diferente de Mark. Mark não tem o menor interesse por histórias, enquanto James adora livros e fica sentado durante muito tempo olhando para eles. Mais parecido comigo, nesse aspecto. Às vezes fico maluca porque insiste para que eu repita a mesma história inúmeras vezes. James tem mais percepção dos sentimentos do que Mark. Se vê que estou chateada, diz: "Mamãe, não se preocupe. Está tudo bem". Mark não é musical; James, porém, adora música. Mark está sempre desmanchando as coisas. James já gosta de olhar a beleza das coisas, não se importando com como elas funcionam.

Eu adoro livros, e Geoff adora arte. Mark pode não ser um artista, escritor ou médico. Mas, quem sabe? Tudo bem. O importante é que esteja feliz. James está concentrado nos livros. O que interessa é que esteja feliz. Ao acompanhar o crescimento das crianças, chegamos à conclusão de que o importante é estimular e dar apoio aos interesses dos filhos, não aos dos pais. Espero que possam desenvolver mais ainda esses dons conforme vão chegando à adolescência.

Sarah

2. ALCANÇAR A INDEPENDÊNCIA DOS PAIS OU DOS ADULTOS RESPONSÁVEIS PELA SUA EDUCAÇÃO

Esse afastamento dos pais começa na pré-adolescência, continua na fase intermediária da adolescência e se estende pela pós-adolescência. Na busca dessa meta, é bem provável que ocorram conflitos entre pais e filhos.

Os jovens, porém, no que tange ao emocional, têm de alcançar a independência dos adultos para que possam eles mesmos dar continuidade ao processo de amadurecimento. Isso quer dizer fazer ***amizades*** fora do círculo familiar, amigos tão necessários e que serão de grande ajuda.

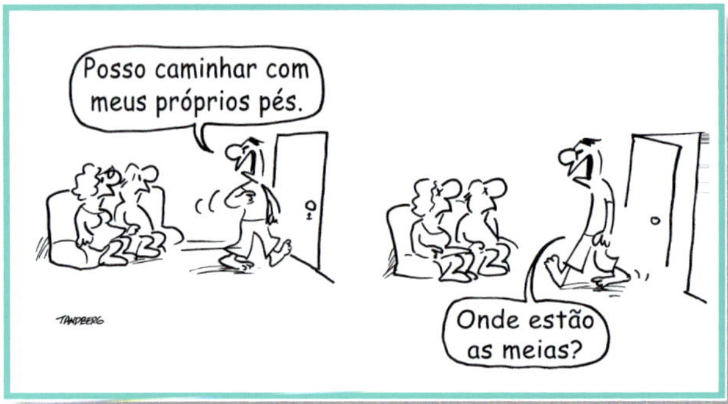
Posso caminhar com meus próprios pés.
Onde estão as meias?
TANDBERG

Como os pais podem ajudar

- Para que os adolescentes sintam a sensação de independência dos pais, é necessário dar-lhes ***a oportunidade de experimentar a independência*** e, conseqüentemente, eles precisam aprender como lidar com a independência. Os pais não dever ser ***superprotetores*** nessa fase, pois com certeza vão provocar raiva e impedir que os jovens aprendam a lidar com a independência e a tomar decisões mais adultas.
- Temos de ***confiar nos jovens o bastante para soltar as rédeas*** e permitir-lhes dar mostras de independência de pensamento e ação. Se puderem experimentar independência em pequenas doses e receberem, por conta disso, elogios sinceros, vão aprender como arcar com as responsabilidades. Também vão apreciar como é boa a sensação de serem dignos de confiança.
- Uma forma excelente de permitir que os adolescentes experimentem o gostinho da independência é fazê-los responsáveis por deter-

minado trabalho em casa. Uma sensação de êxito pessoal e de independência ainda maior vem com o primeiro trabalho "de verdade", que às vezes é uma experiência assustadora.

- Outra maneira de estimular nos jovens o gosto pela independência é ensiná-los gradativamente a lidar com dinheiro e como gastá-lo. Uns trocados transformam-se em "mesadas" para os mais velhos. Aprender a gastar de forma inteligente, a fazer com que o dinheiro dure ou a poupar para uma compra especial são lições de extremo valor.
- Em um ou outro momento, seu filho vai desapontá-lo. É, então, hora de perdoar e seguir em frente, e confiar de novo, mais uma vez e assim sucessivamente.
- Não se sinta ameaçado ou rejeitado se, de uma hora para outra, seu filho começar e terminar uma frase com uma citação que acabou de aprender com o "guia" ou com amigos. Faz parte do processo normal de afastamento dos pais. É uma faceta natural e saudável do crescimento. Com toda certeza, o jovem continua prestando atenção ao que você diz, embora se esforce para demonstrar que não dá a mínima para nenhuma das suas palavras. É preciso explicar-lhe, com toda tranqüilidade, quais são suas posições e ao mesmo tempo permitir-lhe que exponha as dele. Os adolescentes detestam quando os adultos já têm uma opinião formada, pois acham que, então, o único motivo para se darem ao trabalho de expressar uma opinião seria para exercitar as cordas vocais. Nesses casos, a reação mais comum dos jovens é ofender os pais com uma torrente de insultos cheios de maldade, seguida de batidas violentas de toda e qualquer porta que esteja no caminho entre o adolescente e o portão da frente da casa.

3. Conhecer pessoas para amar fora do círculo familiar

Essa meta começa na pré-adolescência e percorre toda a adolescência até a pós-adolescência, e a cada fase se torna mais relevante para o jovem. Fazer "amizades" fora da família é visto, de certa forma, como um começo, devido à grande importância que os jovens dão aos amigos na pré-adolescência.

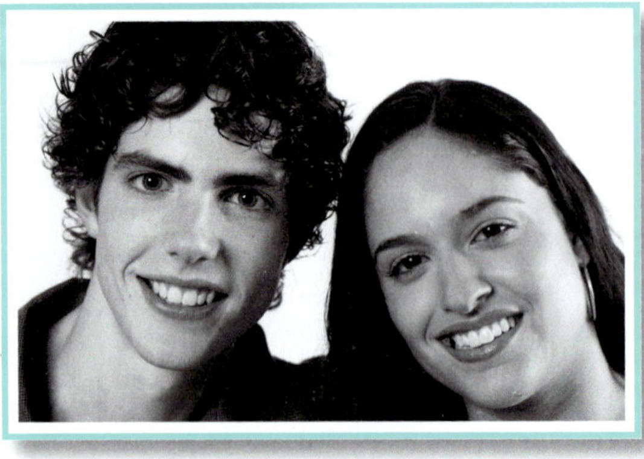

Na fase intermediária da adolescência, os amigos assumem importância ainda maior, e os jovens querem desesperadamente sair com grupos de amigos. A essa fase segue-se o início da formação de um par, com a namorada ou namorado, às vezes já no meio da adolescência, que se transforma em algo sério na pós-adolescência. De fato, é nessa última fase que os jovens estão à procura da alma gêmea. São esses relacionamentos que vêm consolidar o processo de afastamento dos pais, e se constituem em verdadeiros marcos na vida dos jovens.

Pode ser um período difícil, se os pais não "aprovam" o objeto de amor escolhido. Tratar desse assunto com o filho requer a destreza de um encantador de serpentes! Lembra-se de como o primeiro amor era desgastante? Até mesmo as amizades consomem a atenção e energia de crianças e adolescentes.

O poder das amizades

Fui chamada para tratar de uma garota de 17 anos, em estágio terminal de câncer. Fazia muito que estava hospitalizada e, de uns tempos para cá, passou a fazer grosseria para os pais, enfermeiras e outros. Pediram-me que fosse conversar com ela. Durante a visita, notei que os pais haviam, literalmente, montado acampamento no quarto. Durante as 24 horas do dia, a mãe, ou o pai, estava nesse quartinho apertado. Precisei pedir que se retirassem, para que pudesse conversar com a minha paciente em particular. Depois de muita relutância, saíram. Ficou evidente, naquele curto espaço de tempo, que os pais a estavam levando à loucura. Embora os amasse e adorasse os cuidados e a atenção com que era tratada, a garota queria ver os amigos, os quais, não sem razão, sentiam-se como se estivessem se intrometendo na família. Embora estivesse morrendo, era jovem e queria estar com os amigos. Com muito tato e consideração, tive uma conversa com os pais e, logo em seguida, alguns amigos vieram visitá-la. Semanas mais tarde ela morreu. No quarto, junto dela, estavam os pais e os amigos mais chegados.

Michael

Como os pais podem ajudar

- Com muita cautela, converse sobre suas preocupações com o parceiro escolhido. Uma forma simpática para começar essa conversa é enfatizar o quanto o filho é valorizado no seio da família e que está apenas preocupado com o bem-estar dele.
- Salvo se o objeto do amor representar um sério risco para o adolescente, deixe as críticas de lado. Um amigo com roupas e cabelos que brilham no escuro não deveria ser motivo para uma desavença familiar. Entretanto, se o "amigo" for do tipo violento, parecendo estar envolvido com drogas ou apresentar comportamento de alto risco, os pais deveriam conversar a respeito.
- É imprescindível que se dê atenção às opiniões dos jovens. Às vezes, ter a chance de falar sobre a pessoa amada, sem ser alvo de ameaças ou julgamento, pode dar ao jovem a chance de ver o parceiro sob outro ângulo.
- Namorar é extremamente importante e, via de conseqüência, terminar o namoro pode ser um desastre. Não é boa idéia os pais demonstrarem que estão felizes com o fim do namoro. Isso só gera raiva, mágoa e ressentimento.
- Os pais ajudariam muito se demonstrassem compreensão e preocupação. Em geral, os jovens não gostam de contar os detalhes do que aconteceu, mas só o fato de saberem que os pais estão preocupados pode lhes trazer segurança e consolo. Já outros vão adorar a chance de falar a respeito.

4. Encontrar um lugar no mundo, ao dar um rumo à carreira profissional, e alcançar a independência econômica

Essa meta começa mais ou menos no meio da adolescência e torna-se mais intensa na pós-adolescência. Na fase intermediária da adolescência, os jovens começam a refletir sobre as opções de carreira profissional. Na pós-adolescência já são levados a considerar planos e objetivos de longo prazo.

Em qualquer das etapas da adolescência, se tiverem sorte, vão encontrar uma pessoa que seja fonte de estímulo, ou ouvir uma palestra que os inspire, assistir a um filme ou ler um livro, e daí começarem a pensar: "Bem, é isso que eu quero ser. É o que realmente quero fazer da minha vida!". Os adolescentes que não tiverem a sorte de passar por experiências tão reveladoras vão precisar da ajuda dos pais para averiguar as possíveis opções de carreira profissional.

Decisões quanto à carreira profissional normalmente provocam ansiedade fora do comum tanto nos pais como nos filhos, e algumas medidas simples podem prevenir muita dor de cabeça e confusão.

Como os pais podem ajudar

- Muitos jovens ficam aterrorizados de ter de escolher uma carreira. Se a relação com o filho estiver meio tensa, essa é uma ótima oportunidade para os pais se mostrarem presentes. Uma abordagem cuidadosa tem o poder de fortalecer um relacionamento estremecido.
- Quando chegar a hora de decidir qual área de estudos seguir, sugira que faça a escolha com base no que gosta e na matéria em que esteja se saindo bem. É preocupante quando o adolescente diz que a mãe, ou o pai, insiste que ele tenha de estudar um determinado ramo da matemática, ou física, ou qualquer outra matéria. ***É necessário que o jovem saiba que está participando da escolha do que vai estudar.*** É muito difícil para o adolescente se sair bem numa matéria que detesta. Se adora arte, os pais deveriam permitir que estudasse arte.

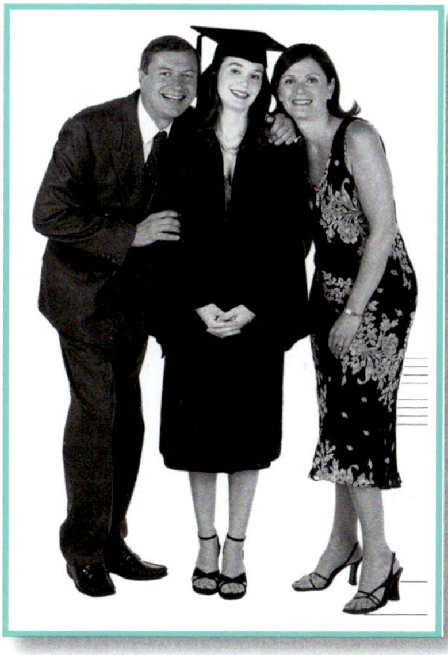

Se é apaixonado por química, deveria estudar química. Estimule seu filho a ir atrás daquilo de que gosta.

- Tirar boas notas é ótimo, mas não justifica que o jovem deva passar meses vivendo com medo e sem dormir direito, apavorado com a idéia de tirar nota mais baixa que "aceitável". Notas altas não são mais importantes que saúde e felicidade. Não importa qual seja o motivo por não ter tirado as melhores notas, o adolescente precisa sentir-se valorizado e amado.
- Se não estudou tudo o que devia ou farreou demais, não é hora de dar liberdade para o adolescente fazer o que quer. Já é uma época difícil e a melhor estratégia é estimular o jovem a ir em frente. Cada adolescente tem o seu próprio tempo de amadurecimento e alguns ainda não têm condições de corresponder ao nível de exigência dos estudos nos últimos anos do ensino médio. Muitos jovens só vão desabrochar mais tarde.
- Deposite confiança no filho e permita que ***ele*** tenha a última palavra quando se tratar de escolher o curso universitário ou a carreira profissional. Essa é a melhor maneira de deixar claro que o vê como um jovem adulto, capaz de tomar decisões.
- No último ano do ensino médio, os jovens deveriam conhecer todos os caminhos que levam à carreira ou à área de interesse que escolheram. Se conseguirem entender que nem tudo depende de passar para um único curso, então o ***nível de estresse*** vai diminuir bastante.
- Troque idéias com seu filho, tendo em mente uma realidade mais abrangente. É preciso que o adolescente saiba que o valor de uma pessoa não é medido pelo sucesso acadêmico. Seu filho já sabe que essa é a sua opinião? Sabe que o mais importante para você é a felicidade dele?

Resultados escolares

Papai estava ao meu lado quando fui apanhar o resultado final das provas. Há tempos vinha me dizendo para não ficar triste se não me saísse tão bem quanto esperava. Ele ficou superfeliz com as notas. Naquele dia ficou me telefonando do trabalho. Até a mamãe me abraçava e dizia: "Uau!"

Katherine, 19 anos

Fiquei decepcionado com as notas que tirei porque meus pais estavam desapontados com elas. Papai não me dirigiu a palavra. Até saiu de casa para ficar longe de mim. Não disse nada. Ficou sentado lá ... Mamãe estava legal ...

Jason, 17 anos

Para mim, família é superimportante. Acho que seja lá o que eu decida fazer ou no que me transforme, estarão lá para me apoiar. Quaisquer que sejam os sonhos que persigo ou os objetivos que alcanço, devo muito aos meus pais, que me ensinaram tudo sobre amor incondicional. Sei disso não só pelo que falam, mas pelo que fazem. Espero que um dia seja capaz de ensinar o mesmo aos meus filhos.

Lauren Traugott, 18 anos

É muito legal escolher carreiras profissionais

A parte mais emocionante do meu trabalho como orientadora profissional é ver os olhos dos alunos brilharem quando descobrem a Faculdade ou a carreira dos seus sonhos. A parte ruim, porém, é tentar dar ajuda e consolar aqueles adolescentes cujos pais têm expectativas totalmente fora da realidade. Alguns pais até mesmo se recusam a escutar o que os filhos querem, no que se refere a cursos e carreiras.

Esses alunos são extremamente infelizes e não vêem o futuro como algo prazeroso. Quase sempre acabo contando a história da minha família para alunos e pais, para ver se consigo trazer algum bom senso para o impasse. Explico a eles que meus dois irmãos detestavam ir ao colégio e não foram direto para a Faculdade. Acrescento também que ambos, mais tarde, quando acharam que era chegada a hora, completaram o curso superior: Michael foi trabalhar com turismo e hotelaria, e depois tornou-se piloto; Jerome começou como gerente de hotel, depois foi construtor e, então, decidiu cuidar de um serviço de refeições industriais e de uma fazenda. Os alunos adoram ouvir histórias como esta.

Enquanto crescíamos, tivemos sorte de ter pais que apenas queriam que fôssemos felizes e nos encorajavam a fazer o que desejássemos. Não faz muito tempo, quando Jerome faleceu num terrível acidente, achei consolo no pensamento de que havia vivido a vida por inteiro e sempre teve apoio da família quando decidia mudar de profissão, o que aconteceu muitas vezes. Estou sempre contando a história dos meus irmãos para os pais dos alunos, na esperança de que dêem aos filhos a liberdade de seguir o próprio coração, para que assim tenham a chance de vivenciar o mesmo tipo de apoio incondicional que meus irmãos e eu tivemos a sorte de receber.

Erin

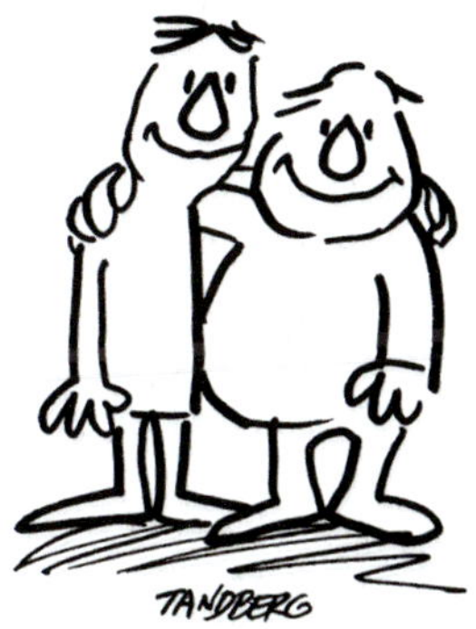

As metas da adolescência

- Formar uma identidade equilibrada e positiva;
- alcançar a independência dos pais ou dos adultos responsáveis pela sua educação;
- conhecer pessoas para amar, fora do círculo familiar;
- encontrar um lugar no mundo, ao dar um rumo à carreira profissional, e alcançar a independência econômica.

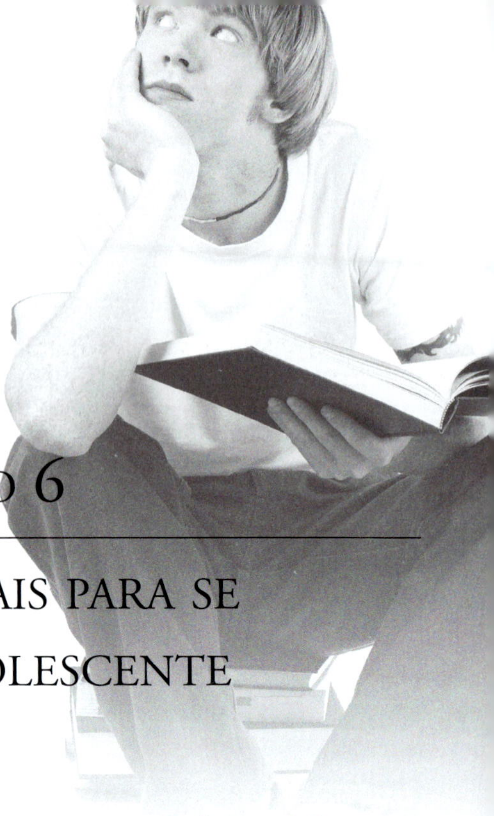

Capítulo 6

Condições ideais para se educar um adolescente

Talvez o maior problema de comunicação entre adulto e adolescente seja que os pais tentam impor o tipo de controle e autoridade que exerciam quando os filhos eram pré-adolescentes.

O elemento fundamental para se estabelecer as ***condições ideais*** para educar um adolescente é a ***conexão***.

Uma pesquisa importante com 12.000 jovens, conduzida pela Universidade de Minnesota, nos Estados Unidos, revelou que os que tinham ligações profundas com pais e professores eram menos propensos a usar drogas, bebidas alcoólicas, a começar cedo a ter vida sexual ou praticar atos de violência.

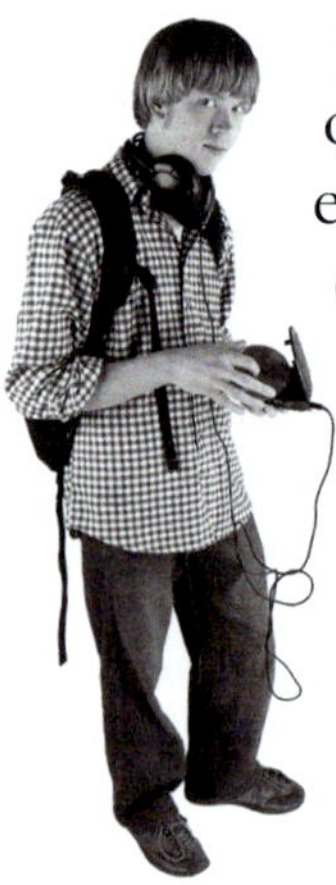

Dentro das condições ideais, os jovens se sentem ***protegidos, valorizados e ouvidos.*** Sentem-se mais felizes com a vida e tornam-se adultos preparados para lidar com as dificuldades da vida.

Os filhos precisam mais da sua presença que de seus presentes.
Jesse Jackson

RUA DE MÃO DUPLA

Quando as crianças nasceram, resolvi que estaria sempre lá para elas. Estaria em casa quando voltassem da escola. Mas elas estão quase sempre irritadas e cansadas depois da escola. Na minha casa, ninguém chegava cedo e assim ficava sozinha, detestando aquela situação. Basta minha presença e não preciso dizer nada. Talvez sejam muito dependentes de mim... Chris me conta tudo que acontece... está beirando os 18. Às vezes falo sem pensar e depois fico matutando a respeito. Pode ser que me tenha enganado. Aí volto, peço desculpas e explico por que disse aquilo. Sabem que sou humana e que cometo erros. Funciona dos dois lados.

Ingrid, mãe de cinco meninos

AJUDE O JOVEM A SE SENTIR CONECTADO

- Estabeleça um diálogo franco.
- Ouça e esteja pronto para fazer concessões.
- Aceite que suas opiniões nem sempre coincidem com as do adolescente.
- Respeite a opinião do adolescente.
- Aprenda mais sobre a adolescência. Esteja preparado!
- Tenha expectativas realistas, sobretudo no que se refere a resultados escolares.
- Valorize o jovem! Elogie quando as coisas vão bem e não perca a oportunidade de fazer elogios.
- As sensações de segurança e "de pertencer" aumentam em função da presença de alguém quando os jovens acordam, durante as refeições e quando vão para a cama.
- Transforme as refeições num acontecimento familiar, de troca de idéias e sentimentos. Os jovens vão sentir que têm valor, se são estimulados a contar o que aconteceu durante o dia.

Almoço de domingo

O que mais me agrada é que toda noite a família se reúne para jantar. Minhas irmãs mais velhas já saíram de casa, mas sempre vêm almoçar aos domingos. A gente conversa sobre o colégio, discute a respeito de um monte de coisas e também sobre os problemas que tenho com os deveres de casa. Sempre desconfiam se algo diferente está acontecendo. Ano passado tive um sério problema com a namorada. Ninguém me pediu para contar nada, mas perguntavam: "Está tudo bem?". Achei legal porque não me senti sozinho, porém ninguém invadiu a privacidade de ninguém... A gente assiste ao jornal na TV e há muita discussão... mas nenhuma imposição. Tenho uns amigos que não se dão bem com os pais e não têm o hábito de fazer as refeições juntos.

Michael, 18 anos

Basta que seja feliz

Acho que a grande preocupação dos jovens de hoje é com a família. É maior do que a preocupação com os estudos, dinheiro, amigos. Se a vida em família fosse melhor, muitos dos adolescentes não sairiam de casa com tanta freqüência, não se meteriam em confusões no colégio nem se envolveriam com drogas. Não sei exatamente o que falta para que os adolescentes sejam felizes. Acho que basicamente seria uma família compreensiva. O que queremos? Suporte. Uma família que não se preocupe com o que os outros vão falar, com a aparência da gente e com coisas materiais. Queremos pais que não comecem com críticas, mal você abre a boca para falar. Pais que não fiquem chegando a conclusões precipitadas, que não avancem o sinal.

Fico impressionado como os pais tiranizam os filhos. Às vezes querem que os filhos sejam o que eles próprios não foram. Com isso os pais ficam achando que estão fazendo o melhor para os filhos quando, na realidade, estão transformando-os em pessoas tristes, com muito ódio interior. Se um jovem dissesse para os pais, neste exato minuto, que quer ser bombeiro hidráulico, os pais iam ter um ataque cardíaco. A resposta que os adolescentes adorariam ouvir é: "Não importa o que venha a ser; basta que seja feliz". Conheço muitos adolescentes que estão em depressão porque não conseguem viver à altura dos padrões paternos. Os pais têm de ser mais compreensivos, mais condescendentes com as escolhas de vida que os filhos fazem. E nada é mais importante do que aprovar as decisões dos filhos, sejam elas quais forem.

Os adolescentes deveriam ser tratados como pessoas. A gente detesta que fiquem nos dando ordens como se fôssemos escravos. Muitos pais nem mesmo conhecem os filhos. Acham que conhecem. Se os pais não escutarem os filhos, jamais vão conhecê-los como pessoas. É por isso que, para alguns jovens, os amigos são a verdadeira família. São os amigos que lhes dão tudo que a família não dá. Braços e ouvidos abertos. A melhor maneira de entender e dar ajuda aos jovens não é falando, mas escutando. Um jovem que não se sente bem em casa raramente está em casa.

Nam Hoang, 18 anos

Colégio como fator de proteção

Os jovens que levam o colégio a sério são menos propensos a tomar atitudes arriscadas e a pôr a vida em perigo. Faça o que estiver ao seu alcance para que o colégio seja uma experiência satisfatória. Alguns jovens ficam ligados ao colégio por razões que não as escolares. Às vezes ficam entusiasmados por pertencer a um time ou grupo dentro do colégio. Dê todo apoio, não importando com qual atividade estejam comprometidos. Os jovens precisam entender que o importante é o envolvimento e a participação, não a vitória ou a liderança. Quando compreendem isso, raramente apresentam condutas destrutivas. Estão ***protegidos*** porque sabem que ***pertencem*** ao colégio.

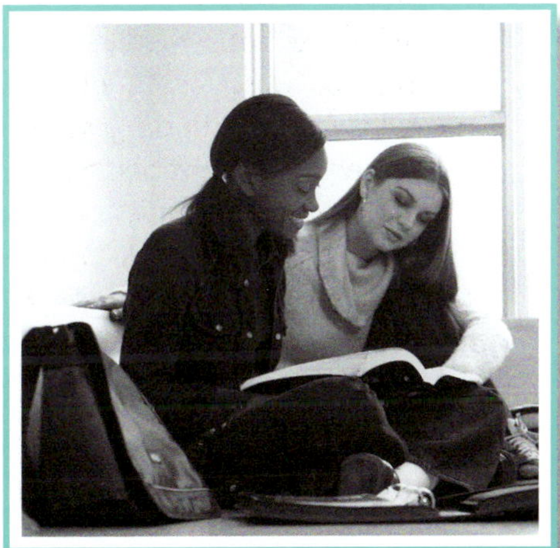

Crença ou espiritualidade como fator de proteção

Os jovens que têm uma crença, uma vida espiritual, são os menos propensos a sair da linha. Pesquisas comprovam que os jovens que cultivam a espiritualidade conseguem lidar melhor com situações de estresse. Por terem uma sensação de conexão com algo que transcende, sentem-se protegidos porque encontram, na espiritualidade, o significado para dificuldades da vida e o necessário conforto quando ocorrem eventos trágicos.

Ter uma razão para viver

Não faz muito tempo, nos Estados Unidos, um jovem foi condenado à prisão perpétua. Aos psicólogos contou que queria morrer. Perguntaram por que motivo e ele respondeu: "Porque nunca mais poderei ir ao Shopping Center". Vivia para ir ao Shopping. Jovens sem objetivos e sentido de vida ficam mais vulneráveis aos riscos porque se vêem existindo exclusivamente no mundo material. É como se o vazio de seu espírito fosse facilmente preenchido pelo lado perverso dos valores da juventude.

Segundo a minha experiência, esses "anoréxicos espirituais" não conseguem, de forma natural, entender que existem limites comportamentais. Não sabem como se sustentar emocionalmente quando estão tristes. Trata-se de falta de sentido em oposição a um sentido para a vida. O aviso aos pais é cristalino. A espiritualidade é um fator de proteção para a vida do jovem.
Michael

Os pais também devem ensinar os filhos a serem realistas e otimistas. Os jovens precisam acreditar que, embora algumas coisas na vida estejam fora do nosso controle, muitas outras são passíveis de serem controladas. Precisam entender que o importante é enfrentar e seguir adiante. Esse conselho valioso dá aos jovens a certeza de que não têm de ser ***perfeitos***, basta fazer o melhor que puderem.

Os jovens e a espiritualidade

A espiritualidade é muito importante para a saúde dos jovens. Ajuda-os a encontrar paz e satisfação do dever cumprido, a formar valores de vida e a dar sentido e objetivo à vida. Pode apresentar várias formas, como a participação nos rituais da igreja, contato com a natureza através de uma caminhada pela praia, ou um momento de reflexão. Independentemente da forma como é expressa, como é que os pais podem estimular esse sentido de espiritualidade nos filhos?

- *Converse sobre as "grandes" questões da vida, acredite em "algo mais" que as preocupações materiais da vida. Esse tipo de conversa pode se tornar uma experiência perturbadora para um pai, quando se dá conta de que não tem "as respostas" para essas questões. Relaxe, não somos obrigados a tê-las!*
- *Estimule a celebração das datas importantes da vida. Sociedades com alto grau de espiritualidade são, em geral, aquelas que celebram acontecimentos e ritos de passagem com uma cerimônia específica, pois consideram tais ocasiões como sagradas. São também celebrados os ritos de passagens como puberdade, formatura ou quando saem da casa dos pais. Os jovens adoram e participam de forma positiva dos rituais, como simplesmente acender uma vela para trazer à lembrança uma pessoa especial ou um acontecimento.*
- *Dê apoio às atividades que envolvam a natureza. Muitos jovens descrevem suas experiências espirituais como uma forma de ligação com as forças da natureza. Sugira ficarem sozinhos num jardim ou outro lugar com muitas plantas, para terem momentos de silêncio e de meditação.*
- *Incentive manifestações de espiritualidade por meio do desenho, poemas, dança. Estimule, mas não force, o adolescente a compartilhar com você essas experiências.*
- *Por último, fomente a própria espiritualidade. Se não estiver vivendo uma experiência espiritual, pouco poderá ajudar. Acalente o coração!*

Lynne Robertson, Capelã

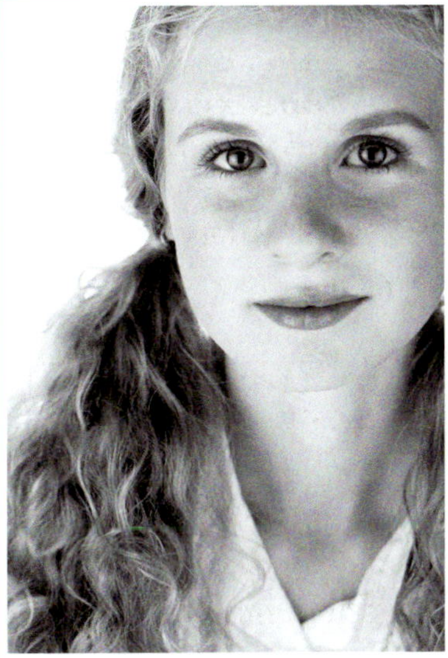

Os grandes dilemas

Há nos jovens o verdadeiro desejo de se aprofundarem em assuntos como o sentido da vida e da morte. Enquanto os adolescentes lidam com essas questões, os pais exercem um papel de extrema importância ao prepararem os "rituais de celebração das etapas significativas da vida". Os jovens dão muito valor à participação dos pais nesses eventos. Quanto maior o nível da aceitação e participação dos pais, mais os jovens têm certeza de que são pessoas especiais, certeza que os protege de condutas destrutivas.

Pessoa especial como fator de proteção

Por vezes, os jovens fazem amizade com uma pessoa especial fora do âmbito familiar, a quem se sentem ligados e que representa um fator adicional de estabilidade e proteção. Para o adolescente é importante ter alguém em quem confiar, como forma de não se sentir abandonado e massacrado pelos problemas e mudanças.

Não dá para falar com os filhos sobre sexo e drogas, se você não conseguir conversar com eles sobre a música de que gostam.
Greg Whelan

Os pais podem ajudar, incentivando-os a se envolverem em atividades e agremiações que propiciem outras oportunidades de encontrarem alguém com quem venham a se sentir ligados o bastante para pedir ajuda nos momentos difíceis.

Que música é essa

Entrei no quarto do meu filho enquanto ouvia uma linda melodia e perguntei: "Que música é essa? Muito bonita". Ele respondeu: "São os "Smashing Pumpkins". Bem, duas semanas depois foi meu aniversário. Adivinha o que ganhei? E todas as vezes que tocava no rádio, ele dizia:

"Papai, estão tocando sua música!", e eu achava legal. A regra principal para ser pai é interessar-se, de verdade, por aquilo que é do interesse dos filhos. Muitos, mas muitos adolescentes reagem bem a isso. O que aprendi com o tempo foi que alguns pais vão, aos poucos, se distanciando dos filhos. Não fazem a menor idéia daquilo que interessa aos filhos...

Michael

FATORES DE PROTEÇÃO PARA O JOVEM

- Conexão com a família. Sensação de segurança, de ser valorizado e de que escutam o que ele fala.
- Ambiente familiar estável. Comunicação verdadeira com os pais.
- Estar regularmente com a família em momentos aconchegantes, como durante as refeições e passeios.
- Experiência positiva no colégio. Não é necessário tirar excelentes notas, mas gostar do colégio.
- Pais que tenham expectativas realistas em relação aos estudos.
- Suporte dos amigos e da turma.
- Pertencer a times e grupos, seja de esportes, música ou grupo de jovens.
- Ter alguém com quem conversar, "aquela" pessoa especial.
- Ter a sensação de ser bem-sucedido em uma área, seja estudos, esporte, hobby ou trabalho temporário.
- Olhar a vida pelo lado positivo.

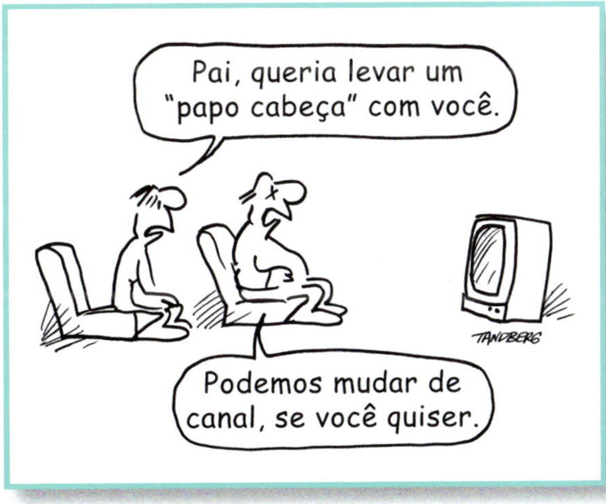
Pai, queria levar um "papo cabeça" com você.
Podemos mudar de canal, se você quiser.
TANDBERG

Fatores de risco para o jovem

- Ausência de conexão com os familiares.
- Ambiente familiar instável. Conflitos e violência.
- Pais que raramente fazem companhia aos filhos. Refeições em horários diferentes.
- Não ter conexão com o colégio ou passar por experiências negativas, como problemas escolares ou agressão física ou verbal de colega.

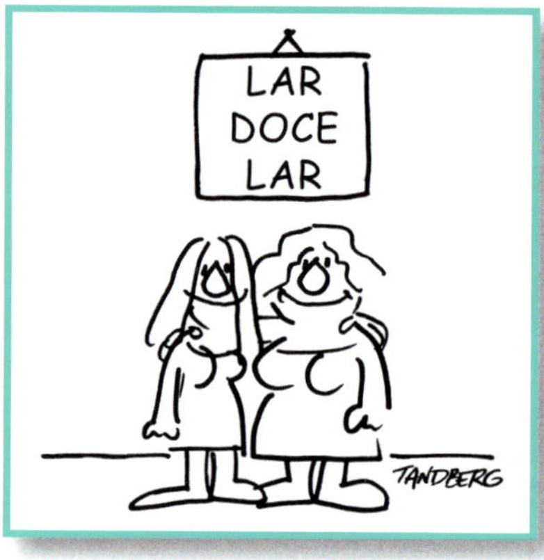

- Pais que não tenham expectativas realistas em relação aos estudos.
- Não ter amizades ou não pertencer a grupos.
- Ter passado por uma ou mais perdas significativas, como a do melhor amigo, de um membro da família, de uma posição num time esportivo.
- Problemas de identidade sexual.
- Não ter "aquela" pessoa especial com quem abrir o coração. Sentir-se isolado e só.

Estilos de educar

Talvez o maior problema de comunicação entre adulto e adolescente seja que os pais tentam impor o tipo de controle e autoridade que exerciam quando os filhos eram pré-adolescentes. Se um pai faz um pedido ao filho de nove anos, certamente será atendido, normalmente porque o pai é fisicamente maior e mais inteligente. Na maioria das vezes, os pais convencem os filhos menores a fazerem o que querem. Já os adolescentes são milhões de vezes mais tendentes a questionar a autoridade paterna. O ***estilo de educar*** é o ponto crítico. Quando estiver educando, os pais devem ser muito claros, de forma a não dar margem a dúvidas. Vamos examinar alguns estilos de educar: o que se deve adotar e o que se deve descartar.

Antes de me casar, tinha seis teorias sobre educação de crianças. Agora tenho seis filhos e nenhuma teoria.
Duque de Rochester, 1647-1680

O estilo democrata

Alguns pais precisam ser advertidos de que são ***eles*** os adultos. Ao se relacionarem com os filhos como amigos e iguais, em vez de como filhos e pais, significa que não estão dando orientação. Os jovens já estão bastante ocupados em descobrir ***quem*** são e se são ***normais***, em estabelecer e manter amizades, em decidir o que está na moda, aprender a agir dentro de um relacionamento amoroso e em lidar com a atração sexual. No meio de toda essa confusão, os pais precisam prover estabilidade.

É preciso que os pais expliquem não só os motivos para suas posições, mas que avisem que elas foram tomadas em consideração e amor pelo filho.

Evite dizer:

- "Vai fazer assim porque eu mandei!"
- "A casa é minha e quem manda aqui sou eu!"
- "Não tenho de lhe dar explicações!"
- "Tente adivinhar sozinho!"
- "A resposta é NÃO!"
- "Já decidi e estamos conversados!"
- "Saia da minha frente! Ouviu o que eu disse e a resposta ainda é NÃO!"

Essas declarações somente vão provocar mais tensão e animosidade entre pais e adolescentes que, acima de tudo, querem ser respeitados e escutados.

O que você poderia dizer se, depois de conversar, ouvir, explicar o porquê da decisão, estiver disposto a fazer alguma concessão:

- "Sei que alguns de seus amigos vão para as discotecas, mas não quero mesmo que vá. Confio em você, mas ficaria morto de preocupação se alguém lhe fizesse mal. Não me importo de levá-lo e apanhá-lo nas festas".
- "Sabe que não quero que fume porque faz mal à saúde. Preocupo-me com você! Não posso proibi-lo de fumar, mas pelo menos preste atenção ao que digo sobre os efeitos do fumo e, por favor, não fume em casa!"

- "Não queremos que pare de estudar, não agora. Estamos preocupados porque vai acabar se arrependendo dessa decisão e sabe o quanto queremos o melhor para você. Queremos que seja feliz. Que tal continuar no colégio até o final deste ano e aí conversamos de novo?"
- "Acreditamos quando diz que não vai voltar a experimentar drogas, mas estamos superpreocupados com você! É a pessoa mais importante da nossa vida e não queremos que nada de mal lhe aconteça. Gostaríamos que concordasse em ir conversar com um terapeuta. Por favor, faça isso por nós, para que não fiquemos tão preocupados e saibamos que está a salvo."

Tomando as rédeas da situação

O filho de 15 anos entra em casa todo esbaforido e avisa que foi convidado para uma festa no sábado à noite. Não a uma festa qualquer, mas à festa do ano! Será a maior, melhor e mais badalada festa da vida dele. Todo mundo vai. Infelizmente, para o garoto, há um problema. A família havia sido convidada para outra festa e o convite fora aceito. Ao ouvir isso fica paralisado, com ar de quem não acredita no que está acontecendo. Logo em seguida há uma explosão: "Não pode ser verdade! Está maluco? Não entende que essa festa é muito importante! Tenho de ir. Vou ficar sem amigos se não for. Minha vida está acabada!"

Normalmente, seria uma ótima oportunidade para negociar uma solução em que todos saíssem ganhando. Mas, nesse caso, não há espaço para negociação. O convite havia sido aceito. Faz parte do pertencer a uma família. Embora fosse uma questão importante para o jovem, outras festas virão. É uma daquelas ocasiões em que os pais têm de assumir as rédeas da função paterna de educar. Hora de enfrentar a situação com realismo. Não há qualquer evidência concreta de que faltar a essa tal festa vai fazer com que todos passem a odiar seu filho. Se permanecer calmo, algo do que disser vai ser levado em consideração, sobretudo se o relacionamento entre vocês for baseado na confiança.

Michael

O estilo avestruz

Alguns pais afundam a cabeça na areia, preferindo não saber o que o filho anda fazendo. Talvez reajam dessa maneira porque o assunto adolescência e o comportamento dos adolescentes causam muita apreensão. Ignorá-los vai fazer com que desapareçam? Normalmente, não. Ignorar o que está acontecendo pode acabar levando a problemas muito sérios! É sempre melhor estar envolvido na vida do filho e saber de tudo que se passa.

Os pais não devem abandonar os adolescentes nesse estágio que provavelmente é o mais confuso da vida. Os pais precisam estar presentes. Carreira profissional, dinheiro e outros assuntos não são tão importantes quanto a felicidade do filho. Os problemas e conflitos entre pais e filhos devem ser encarados e resolvidos, jamais ignorados.

Evite dizer:

- "Às vezes penso que o Andrew está usando drogas, mas acho que estou errado. Escutei quando comentou com Jason que maconha era legal! Oh, Deus, o que fazer? Talvez esteja apenas experimentando. De qualquer maneira, se disser alguma coisa, vai explodir de novo. Talvez as coisas se ajeitem de uma forma ou de outra se lhe der um tempo."
- "Não agüento brigas. Melhor não dizer nada. Para quê? A Julie não vai me obedecer mesmo."
- "Não saberia o que dizer para a Liz e o Mike, mesmo que tivesse o tempo disponível. Não saberia como começar a conversar sobre coisas como sexo e drogas. De qualquer jeito, os jovens acabam por descobrir sozinhos mesmo."

É muito importante empenhar-se em estabelecer eficientes canais de comunicação com os filhos adolescentes. Continue tentando trocar idéias e buscar soluções, porque os jovens querem orientação. Pode ser que, no começo, resistam a conversar sobre certas coisas e pode até parecer que não estão escutando, mas se os pais insistirem, os filhos vão acabar por escutar. Há muito em jogo, como o bem-estar do jovem, para simplesmente ficar alheio e torcer para que, um belo dia, tudo acabe bem.

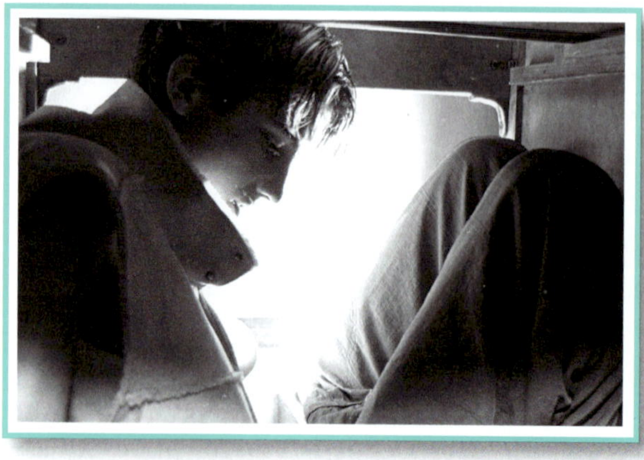

Eis o que você poderia dizer tranqüilamente, com o maior respeito, mas em alto e bom som:

- "Ultimamente, venho observando que está o tempo todo se sentindo cansado. Também está perdendo peso. Estou bastante preocupado. Está tudo bem?"
- "Ouvi você dizer para seu irmão Jason que maconha não faz mal à saúde. Posso perguntar-lhe o que acha disso?"
- "Quero que saiba que sempre estarei à disposição para conversar sobre o assunto que quiser. Achei que andava um pouco aborrecido por algum motivo. Parecia triste a maior parte do tempo. Está tudo bem?"

O estilo tolerante

Recentemente, temos visto o crescimento de um culto à tolerância, pelo qual alguns pais ficam indecisos na hora de repreender e impor limites aos filhos adolescentes. Parecem que estão totalmente desnorteados frente aos desafios de educar e temerosos de ter de verbalizar suas crenças, valores e expectativas.

É imprescindível chegar a um acordo com os adolescentes no que diz respeito a horário para voltar para casa, bebidas, dirigir automóvel e outras atividades, antes mesmo que os filhos comecem a sair. Frisando bem, é importante que o jovem participe dessas discussões sobre os limites e suas justificativas.

Se os limites são discutidos e considerados razoáveis também pelos filhos, isso serve como aprendizado futuro.

Evite dizer:

- "Detesto quando chega às quatro da manhã e não me diz por onde andou. Passo a noite toda preocupado."

- "Realmente prefiro que você não fale palavrões o tempo todo."
- "Da próxima vez que não for dormir em casa, por favor me avise. Estava pronto para chamar a polícia."

Abrindo as asas

Educar uma garota prestes a entrar na adolescência traz desafios, sobretudo quando ela tenta abrir as asas e ultrapassar os limites. Procuramos ser firmes e tomamos decisões com base na intuição, e ela aceita nossas ordens, seja o que for "que as outras amigas estejam fazendo". Embora, na maioria das vezes, sejamos taxados de malvados, há ocasiões em que sentimos que está agradecida, quase aliviada por tomarmos certas posições. Achamos que se dermos muita liberdade quando tem 13 anos, então a expectativa de fazer 15 ou 16 vai ser diminuída, porque "já esteve lá, já fez aquilo".

Anne Marie e Michael Minear

É importante impor limites e explicar as conseqüências da desobediência. Os pais precisam se posicionar de modo firme quanto a questões essenciais. Expectativas firmes e justas trazem uma sensação de segurança. A mensagem subliminar é que "Papai e Mamãe se importam comigo".

O que você poderia dizer calmamente e com firmeza:

- "Realmente precisamos conversar sobre ontem à noite. Foi a primeira vez que voltou para casa às 4 da manhã, sem que soubéssemos onde estava. E foi a última vez, também. Ficamos preocupados e a única coisa que pedimos é que nos diga a que horas vai chegar em casa. Queremos que nos ligue se for chegar depois da 1 da madrugada. Realmente queremos que aja assim, ou vai ficar de castigo, sem sair de casa por pelo menos uma semana, para que se recorde disso quando sair de novo. Achamos que não é pedir demais. O que acha?" Isso não significa que você esteja voltando atrás. Está dando ao adolescente a oportunidade de dizer alguma coisa, que normalmente vai ser: "Os outros não têm de telefonar..." Que resposta deve dar? "Amamos você e nos preocupamos, então queremos saber por onde anda. Ponto final."

- "Já conversamos sobre essa história de palavrão. Sabe que nos aborrece quando o ouvimos falar assim. Gostamos de você e respeitamos seus desejos. É uma rua de mão dupla. Por favor, não volte a falar palavrões, ou ficará de castigo por uma semana. Quer dizer alguma coisa?"

O estilo Inquisição Espanhola

Pais que adotam este modelo têm pouca confiança nos filhos e querem saber de tudo o que acontece. O resultado dessa estratégia é um grande ressentimento, levando o adolescente a acreditar que não seja digno de confiança. Quando percebe que os pais não confiam nele, o adolescente fica revoltado e em geral revida na mesma moeda: não confia nos pais. Embora a comunicação entre pais e filhos seja fundamental, permitir-lhes alguma privacidade é essencial. É provável que tenha de dar um tempo até que o adolescente esteja pronto para conversar.

Evite dizer:

- "Por onde andou? E não se atreva a mentir para mim!"
- "Não se atreva a virar as costas! Volte aqui agora! E não responda nesse tom de voz! Por onde andou?"
- "Com quem andou conversando? O que anda fazendo? Olha que horas são! Em que encrenca andou se metendo? Responda!"

Apesar do alto grau de frustração, é melhor não falar nada até que as coisas tenham se acalmado e a pressão arterial já tenha saído do nível ameaçador. É mais aconselhável ir se aproximando com calma e de forma positiva. Os jovens tendem a se "desligar" quando os pais começam a falar com timbre de voz mais agudo e se "ausentarem" quando o sarcasmo ferino entra na conversa.

O que poderia dizer calma e tranqüilamente, sem ameaça, sem sarcasmo:

- "Está sumido este fim de semana. O que está acontecendo?"
- "Por favor, não fique zangado. Se não quer falar nisso agora, tudo bem, mas só queremos que saiba que nos preocupamos e se quiser conversar sobre o que o está aborrecendo, pode contar conosco."
- "Não vamos conversar agora, porque está chateado e cansado. Que tal conversarmos pela manhã? Acha melhor?"

O estilo "deixa correr solto"

É compreensível que, no mundo conturbado de hoje, este modelo seja o mais comum. Muitos pais caem na armadilha de tomarem decisões impulsivamente. Se os pais são inconstantes nas posições que assumem, os adolescentes ficam inseguros e não sabem o que é esperado deles e como devem se comportar. A conseqüência mais desastrosa deste estilo de educar é que os jovens tendem a associar inconsistência com injustiça. Se perdem respeito e confiança nos pais, isso logo leva a situações em que o adolescente parece estar fora do controle.

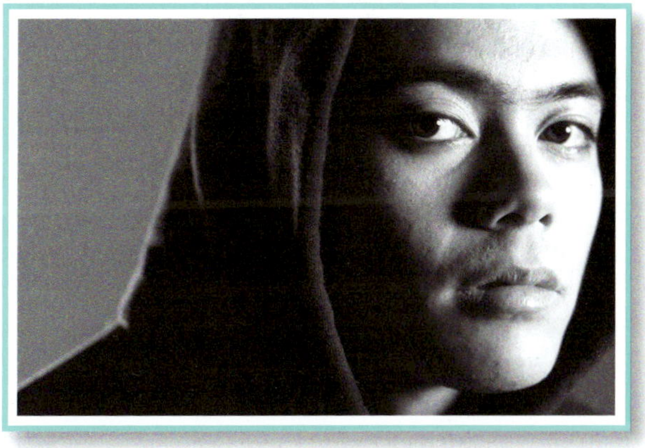

Evite dizer:

- Dia 1: "Não, não permito que vá para aquele hotel de jeito nenhum!"
- Dia 2: "Está me dizendo que não vai à festa de aniversário de 60 anos da vovó se eu não deixar você ir àquele hotel? Olha, sai da minha frente! Vai lá, se for idiota o bastante para se misturar com aqueles caras nojentos!"
- Dia 3: "Você não nos avisou que voltaria para casa às 5 da madrugada! Não dá para confiar em você! Está de castigo por uma semana!"
- Dia 6: "Aonde quer ir? Olha, estou superocupado hoje à noite. Tenho de terminar este relatório... era para ontem... certo, certo... sim... divirta-se... "

Se os pais são inconsistentes, é bem provável que percam o controle da situação. Os jovens se sentem mais seguros se sabem onde estão pisando e quais são as "regras do jogo". E também estão mais a fim de seguir as regras se compreendem que são justas.

O que você poderia dizer:

- Dia 1: "Não podemos permitir que vá porque tem havido muitas brigas naquele hotel. É muito perigoso e não queremos que algo lhe aconteça."
- Dia 2: "Está dizendo que só vai à festa da vovó se eu deixar você ir àquele hotel? Ela ficaria tão magoada se soubesse disso. É um assunto que não tem nada a ver com a vovó e sabe o quanto você representa para ela. Realmente não dá para mudar de opinião. Que tal convidar seus amigos para virem aqui em casa? A gente não se importa se você for para outro lugar, só àquele é que não. Sim, pode ir ao cinema. Não se esqueça de que combinamos que você ligaria avisando se for chegar depois da 1 da manhã."
- Dia 3: "Estamos muito zangados por ter chegado em casa às 5 horas. Sabe que acertamos que ligaria avisando se fosse chegar depois da 1 da manhã. Sabe também que havíamos combinado que se desobedecesse estaria de castigo, sem sair de casa por uma semana. Faça o favor de não repetir, ficamos muito preocupados. Achamos que poderia ter acontecido um acidente."

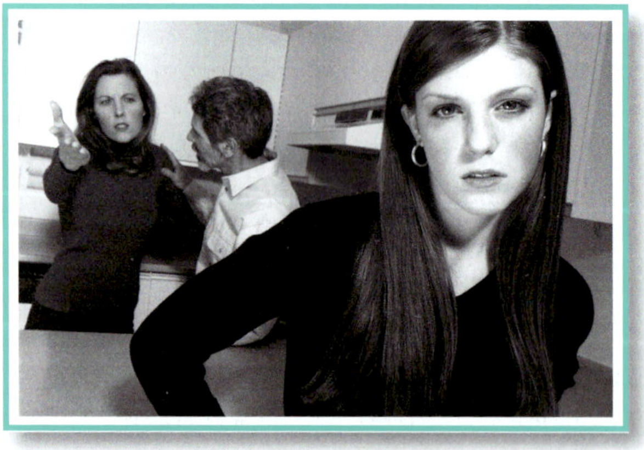

- Dia 6:"Não, não pode sair. Sabe muito bem que não pode sair por uma semana. Era o trato. Esperamos que seja a última vez que vamos passar por essa situação. Bem, anime-se. Um acordo é um acordo. Não faltam muitos dias para a semana terminar."

O estilo perfeito?

Não há estratégia perfeita; trata-se, na maioria das vezes, de viver cada dia da melhor maneira possível.

A maior preocupação dos pais deveria ser preservar o relacionamento com os adolescentes. Muitas vezes isso pode implicar experimentar uma combinação de estilos e, apesar de toda boa vontade do mundo, vão acontecer confusões. Nessas ocasiões, tudo que se tem a fazer é estar lá e vencer a tempestade.

A opinião do pai

Temos cinco meninos, entre cinco e 16 anos. Dá para sentir se os filhos estão bem, ou não. No momento, achamos que devemos dar atenção ao Michael. Às vezes, um deles está precisando mais da gente e, então, nós lhe dedicamos um pouco mais de atenção. A Helen sempre está em casa, especialmente quando chegam do colégio e devoram todo lanche que vêem pela frente. É nessa hora que a gente fica sabendo o que está acontecendo.

Em caso de problemas, procuramos agir com diplomacia. Se brigam entre si, nossa posição é: "Não pode tocar. Não pode bater". Temos uma conversa particular com os meninos e cada um tem de entender o que pode e o que não pode fazer. Se a situação assim o exigir, temos uma conversa geral. Explicamos que não aceitamos aquele tipo de comportamento e, caso achem que houve injustiça, que venham conversar com um de nós em particular. Sabem que o castigo é resultado da desobediência. E um dos castigos é ser obrigado a limpar a cozinha, o que não é uma tarefa fácil depois de um jantar para sete pessoas.

Procuramos jantar sempre juntos, e faz parte da tradição da nossa família que cada pessoa conte três coisas que lhe aconteceram durante o dia. Matthew, de 15 anos, adora essa oportunidade. Fica todo entusiasmado, sentindo-se na berlinda. Não faz muito tempo, ele teve de fazer opção de matéria no colégio e ao trazer o assunto durante o jantar transformou-o num caso de família. Não é nada fácil, mas procuramos estar junto dos garotos. Todos os sábados vamos a quatro jogos de basquete e, se por acaso são no mesmo horário, Helen e eu nos separamos, tudo para que pelo menos um de nós esteja presente em todos os jogos!

Somos abertos quando se trata de drogas e sexualidade. A Helen tem feito esforço para que a família assista a programas de televisão sobre esses tópicos. De vez em quando, durante o jantar, acabamos tendo uma discussão. Os garotos ficam querendo mais liberdade do que estamos dispostos a ceder. Mas, de qualquer jeito, todos nós temos que, de tempos em tempos, rever opiniões. Começamos a nos habituar com essa idéia. Já nos questionamos se estamos corretos e, às vezes, mudamos de opinião. Temos que tentar o melhor e respeitar os meninos. Já tivemos muitas discussões acirradas, mas compensou o fato de termos sido persistentes. Somos uma família unida.

Mark Bourke, pai de cinco garotos.

Receita especial para pais de adolescentes

Ponha uma porção generosa de comunicação, sobretudo enquanto escuta, misture devagar com negociação participativa, freqüentes demonstrações de interesse por tudo de que o filho gosta e o ingrediente final, montes de amor!

O cozinheiro precisa, porém, ser paciente, porque misturar os ingredientes demanda tempo, às vezes uma porção de anos, e muita disposição para perdoar, rir e confiar. Rir é ingrediente essencial e por vezes pode exigir que o cozinheiro tire "uma folga" para recarregar as baterias do riso! Mas o produto final de todo o esforço vai ser absolutamente maravilhoso! Nem mesmo Michelangelo poderia ter criado obra mais extraordinária do que um jovem adulto!

Difícil não reagir. Aproveite para explicar por que estava tão aborrecido e zangado, evitando qualquer indício de ódio, zombaria ou acusação, e tente conversar sobre o problema.

Evite dizer:

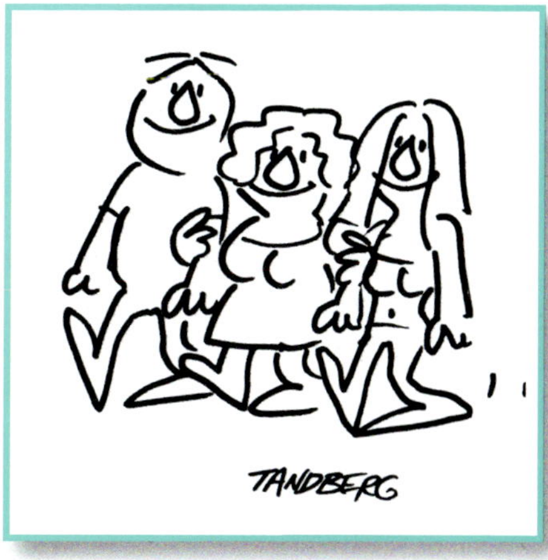

- Aquilo que você não sinta de verdade, ou algo que magoe, seja uma ameaça ou zombaria.
- O que seria melhor dizer: "Desculpe por ter falado aquilo. Sabe que amo você. Estava zangado e sinto pelo que falei".
- "Queremos o melhor para você, pois é uma pessoa tão legal. Amamos você..."

Depois de dar a todo mundo a oportunidade de dizer o que está sentindo, os pais devem permitir que o jovem enfrente o futuro de forma positiva:

- "Vamos esquecer o que se passou e começar de novo?"
- "Quem quer pizza?"

Dicas de sobrevivência para os pais

Assim como os adolescentes precisam de alguém sobre quem despejar os problemas, quanto mais sérios forem os problemas, mais necessário é para os pais terem alguém em quem confiar. Cuidar de tudo sozinho é estressante e exaustivo, e cada vez fica mais difícil manter a situação sob uma perspectiva correta. Se a pessoa em quem confia também tiver filhos adolescentes, pode ser que ao compararem "a última que aprontou" encontrem consolo mútuo e quase sempre boas e bem-vindas risadas. De vez em quando os pais precisam de uma folga. Pode ser de apenas algumas horas, mas é preciso tempo para relaxar e recarregar as baterias.

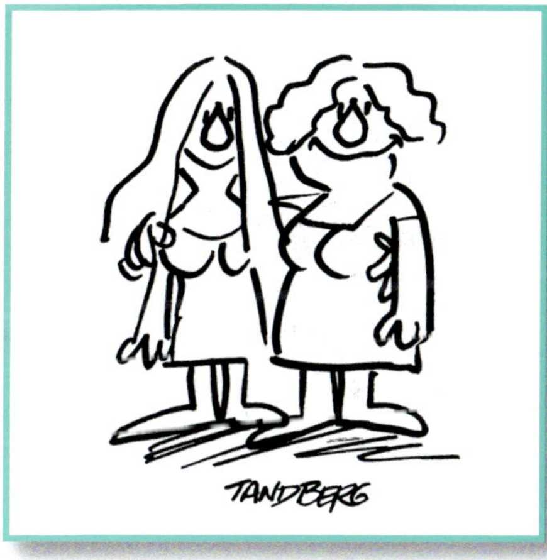

Passando tempo juntos

Lá em casa nos damos todos bem porque temos fortes laços familiares. Mamãe e eu brigamos, mas sempre terminamos rindo. Acabei de fazer 18 anos e sou o mais novo. Tenho três irmãos e o mais velho está com 26. Ainda temos nossas brigas por causa das discotecas. Meus pais ficam preocupados com possíveis confusões e gente usando drogas. Mas, por ser o caçula, posso fazer muito mais coisas, como ir às boates. Desistiram! Superaram o medo. Toda semana vamos jantar todos juntos, conversamos e rimos muito. Calculo que deve existir um fosso entre você e a família se não passam tempo juntos.

Michael, 18 anos

Um dia de cada vez

Outro dia a Karen, uma amiga, contou-me uma experiência frustrante que teve com a filha Tania, de 16 anos. Karen ouviu a campainha da porta e foi atender. Viu uma amiga da filha esperando Tania ir pegar a bolsa e, então, começou a conversar com a menina enquanto a filha não vinha: "Então, estão saindo para o cinema? A que filme vão assistir?"

De repente Tania apareceu e fez com que a mãe se calasse com um olhar gélido, um significativo "cai fora". Mais tarde naquela noite, Tania chegou em casa batendo portas e atirando coisas por todo lado, sinal evidente de que estava furiosa com a mãe. Afinal, a mãe quis saber o que havia de errado e a resposta foi: "Sabe o que me tira do sério? Por que tem de se meter em tudo? Está sempre checando se estou falando a verdade!" Karen assegurou à filha que estava apenas conversando com a menina por educação, para fazê-la sentir-se à vontade. Tania se afastou irritada. Da próxima vez, pensou Karen, vou continuar na cozinha.

Conversamos sobre como os adolescentes são sensíveis, e o quanto prezam a privacidade. Mas, qual a solução? Karen se sente rejeitada. Tania tem a impressão de que a mãe não confia nela. Chegamos à conclusão que seria melhor Karen conversar com a filha tranqüilamente, quando as coisas já estivessem esfriado. Deveria reiterar, sem buscar um confronto, que estava, na verdade, conversando com a amiga. Não estava tentando "descobrir" nada. Karen já sabia que iriam ao cinema. Consegui convencer Karen a agir normalmente da próxima vez que uma amiga da filha chegasse, e que continuasse com o que estivesse fazendo. Não havia necessidade de escapulir para a cozinha. Os adolescentes são por natureza hipersensíveis e estão sempre na defensiva. Talvez a filha tivesse tido um péssimo dia. Claro que não queria que a mãe desaparecesse da vida dela. Haveria centenas de outras ocasiões nas quais iria amar o apoio da mãe, como buscá-la em festas ou permitindo que as amigas dormissem na casa. Haveria outras tantas oportunidades para Karen demonstrar que gostava da presença das amigas da filha e que não estava bancando a detetive.

Erin

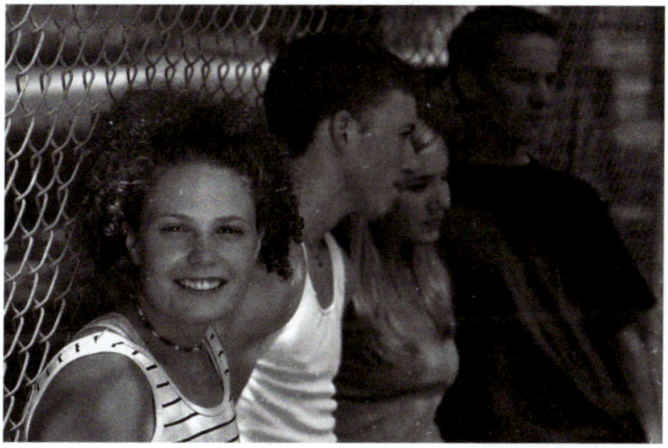

Condições ideais para educar adolescentes

- Sensação de estar conectado, de sentir-se parte necessária e pertencente a um todo.
- Sentir-se seguro, valorizado e levado a sério, tanto em casa quanto no colégio.
- Estar pronto a barganhar.
- Ter expectativas escolares realistas.
- Incentivar o otimismo e a espiritualidade.

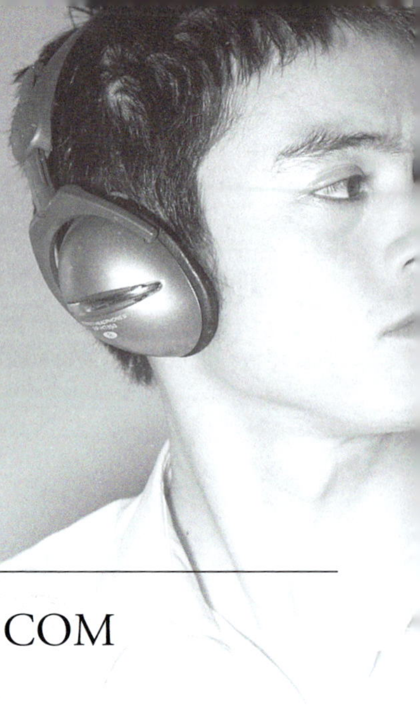

Capítulo 7

Comunicando-se com adolescentes

É difícil comunicar-se de verdade com alguém que não se conhece bem. Você conhece seu filho?

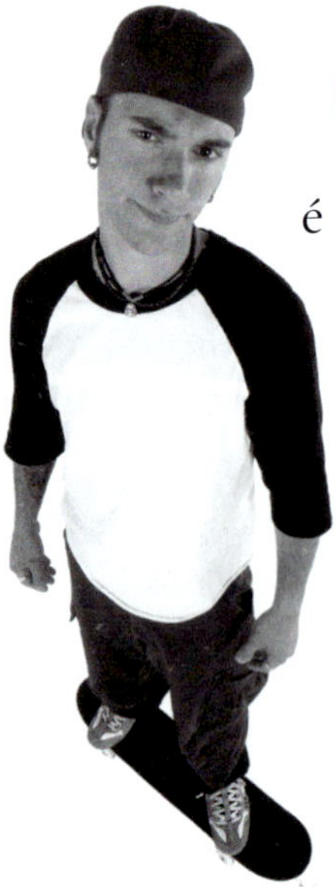

Os jovens precisam sentir que os adultos confiam neles. Muitos, se lhes for dada oportunidade, vão ser dignos da confiança neles depositada. E é muito bom para os pais poder falar abertamente e com honestidade sobre a própria juventude, como se sentiam naquela época. É mostra de alto grau de confiança. Os jovens que conseguem se comunicar com os pais são muito mais felizes e mais seguros de si. Comunicação sincera é prioridade número um dos jovens.

Os pais só precisam seguir três regras: amar, impor limites e permitir que os filhos sejam o que querem ser.
Elaine M. Ward

Escute os filhos

O problema é que, para muitos adultos, as crianças não têm direito de emitir opinião e são um bocado imaturas. Muitos não acreditam nas crianças. Preferem ouvir a parte da história contada por outros adultos. Quando um professor ou outro adulto lhe pede para expor o seu lado da história, o jovem já sabe que não vai adiantar nada e pode até ficar falando sobre sereias ou algo parecido, porque não vão prestar nenhuma atenção.

Acho que meus pais são o pior caso de surdez quando se trata dos filhos, sobretudo de mim. Não acreditam em nada do que falo. Não me entendem nem sabem o que vai no meu íntimo. Quando tenho problemas no colégio e o vice-diretor diz a eles algo totalmente sem sentido, acreditam nele, não em mim, mesmo depois de terem me interrogado por quase duas horas. Simplesmente não acreditam em mim, nem acham que eu seja digno de confiança. Já desisti. Tento agradá-los o tempo todo, fazê-los felizes, mas nunca dá certo. Faço um esforço e consigo tirar boas notas, mas quando um problema mínimo acontece, passam a ter péssima opinião a meu respeito, até o problema seguinte. Estou ansioso para chegar aos 19, para fazer o que quiser. Respeito muito os meus pais. Obedeço a todas as ordens e faço tudo para eles. Quando vejo outras crianças maltratando os pais, digo que não devem fazer assim. Estou aqui por causa deles e para eles, mas não me entendem. Desisti.

Robbie, 17 anos

Dê-lhes o perdão

Robbie tinha 15 anos quando foi convidado a se retirar do colégio, alguns meses depois de ter escrito o texto acima na agenda. Hoje está com 17 e vamos conversar sobre a vida atual.

Erin: Como vão as coisas agora?

Robbie: O mesmo. Recebi uma suspensão dois anos antes de ter escrito aquela anotação na agenda. Papai ficou doido! Depois ele sempre voltava ao assunto. Acho que me vêem como um menininho travesso. Um amalucado!

Erin: Tentou fazer alguma coisa para mudar a situação?

Robbie: Montes de coisas. Arranjei um trabalho de meio expediente. Queria ser independente. Trabalhei lá durante dois anos. Um dia cheguei em casa com uma nota excelente. Não disseram nada. O passado sempre voltava. "Ficamos muito magoados ...", diziam o tempo todo. E eu ali sentado, esperando para a lição de moral terminar. Uma vez estávamos num restaurante quando recomeçaram. Apoiei a cabeça na mesa. Disseram que os havia magoado. Não passou pela mente deles que eu estivesse passando por uma fase problemática. Estava magoado também.

Erin: Então ainda acha que não confiam em você?

Robbie: É! Não mesmo! Chego em casa e posso saber que andaram remexendo nas minhas coisas. Fiquei tão zangado que fui para o quarto deles. Deu tudo errado. Encontrei uma carta que mamãe havia escrito para a irmã, mas que ainda não botara no correio. Dizia que eu era a grande decepção da vida deles ... Às vezes até preparo o jantar para eles comerem quando chegam do trabalho, mas não dizem nada. Vou sair de casa assim que puder.

Erin

Quando os jovens erram

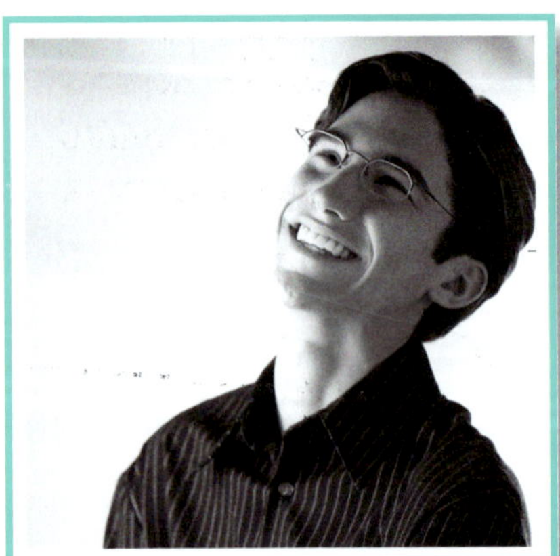

- Perdoe e siga adiante.
- Pare de ruminar o passado.
- Observe as pequenas coisas e não deixe de elogiar quando for sincero.
- Respeite a privacidade do jovem.
- Escute atentamente.

O rosto de uma criança diz tudo; sobretudo a parte da boca.
Jack Handy

DEIXE QUE ELES SINTAM O GOSTINHO PELA VIDA

Meus pais são realmente liberais e sempre confiaram em mim. Quando o ambiente entre nós ficava um pouco tenso, sempre faziam um esforço para iniciar uma conversa. Acho que isso é importante, embora, de vez em quando, seja um tanto assustador. Muitos pais se distanciam. Acho que afundar a cabeça na areia é uma atitude insensata. Lá no fundo sabem de tudo que está se passando, mas não querem admitir. Às vezes pedia para fazer certas coisas que agora parecem ridículas. Quando tinha uns 15 anos, queria ir a uma boate! Disseram algo parecido com: "Achamos que não é boa idéia, mas se realmente quiser ir...". Se fui? Claro! E foi horrível! Deprimente!

Eles também foram sinceros a respeito do passado. Papai contou-me que costumava sair às escondidas para tocar numa banda. Muitos pais não contam as coisas erradas e estúpidas que fizeram. Os meus sempre fizeram piadas das experiências e isso facilita o relacionamento com eles...

Natasha Stojanovich, 20 anos

É PRECISO CONFIAR

Se, desde cedo, as crianças ficam sabendo que os pais confiam nelas, muitas vão corresponder às expectativas. É uma experiência maravilhosa ver a expressão de orgulho no rosto de um jovem que foi incumbido de um trabalho muito importante. Por outro lado é frustrante ver adultos que sempre esperam o pior dos jovens. Essa situação deve ser muito frustrante e até enraivecer os adolescentes. Alguns desistem e passam a viver abaixo das expectativas dos adultos que os rodeiam. Ser constantemente condenado por antecipação deve ser terrível.

A arte de educar crianças pode ser definida como a arte de aprender o que não dizer.
A.S. Neill

Claro que os jovens vão desapontar uma vez ou outra, assim como os pais irão, invariavelmente, desapontar os filhos. Todos queremos uma segunda chance, inclusive os adolescentes. Se lhes der essa oportunidade, com certeza será recompensado de forma que você jamais poderia imaginar.

Dicas para lidar com problemas

- Escolha a ocasião apropriada. Melhor de "cabeça fria".
- Atenção ao tom de voz, expressão facial, postura e linguagem corporal.
- Não reaja de forma exagerada, nem como se nada tivesse acontecendo. Boa sorte!
- Não acuse, não insulte nem menospreze. Ataque o problema.
- Mantenha o foco no presente, não no passado.
- Fale o que sente; nada de lamúrias e de assumir o papel de vítima.
- Escute com atenção e dê importância aos fatos.
- Leve em consideração os sentimentos, experiências e opiniões do adolescente.
- Não tente controlar ou vencer. Chegue a um meio termo, negocie.
- Encontre uma solução.
- Descanse até o próximo "round".

Estabelecendo e melhorando a comunicação com os adolescentes

- ***Estabeleça desde cedo uma boa comunicação e vá preparando o caminho para anos mais aprazíveis durante a fase da adolescência.*** O dia de nascimento é um marco inicial perfeito! Você vai ter problemas se deixar para se comunicar com seus filhos quando atingirem a adolescência. Porque agora vai ter que competir com uma revolução de hormônios e amigos superlegais.
- ***A boa notícia: nunca é tarde demais.*** Afinal é você quem paga pela comida e todos sabemos que os adolescentes estão sempre verdadeiramente esfomeados! Óbvio que não é boa idéia mencionar isso; raramente os adolescentes reagem bem à chantagem e à ironia.

Mantenha a despensa bem abastecida e seja paciente. Resista à tentação de reagir aos gritos e, um belo dia, o adolescente vai atinar com o que você vem dizendo.

- ***Escolha a melhor hora e local para manter o pique da comunicação.*** Se, por exemplo, o adolescente adora uma partida de tênis e está acontecendo uma competição à qual você possa comparecer, marque um programa e tente iniciar uma conversa. Vai acabar dando certo, mesmo que exija de você alguns programas extras. Dê tempo ao tempo.
- ***Manter a calma quando os conflitos aparecem é essencial para continuar a comunicação com o adolescente***. É muito difícil deixar de reagir às explosões de raiva. Talvez sirva de consolo ter em mente que as explosões podem ser efeito da atuação dos hormônios que, de repente, tomam conta de todo e qualquer adolescente. Os jovens, além disso, emitem sinais truncados.

DESARME-SE

Para o nosso filho de 13 anos, os pais, aquele casal de professores de meia-idade, são supersensíveis a ruídos e totalmente chatos. Esse jovem é fruto de uma geração altamente sofisticada. Numa ocasião memorável, quando eu havia juntado coragem para dar uma bronca de arrasar, aquela criaturinha frágil, ele, na maior calma, perguntou-me submisso: "Pai, você me ama?". Perplexo, desmantelei a armadura de insultos verbais para responder na afirmativa: "Claro que o amo." "Então, por que haveríamos de magoar a pessoa que a gente ama?" A gravidade do momento foi neutralizada e tive de me curvar diante daquela inteligência superior.

Andrew, pai de dois adolescentes

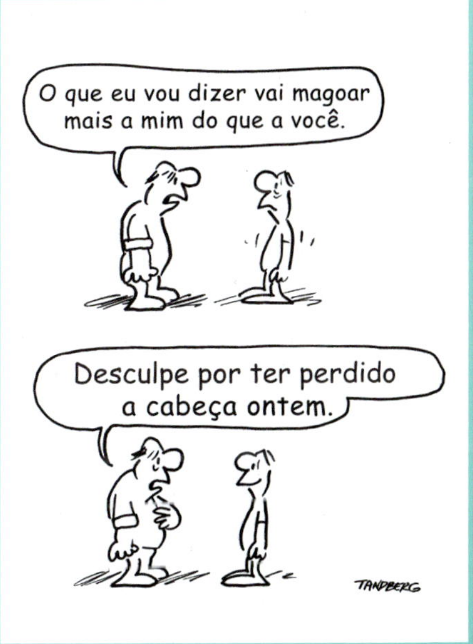
O que eu vou dizer vai magoar mais a mim do que a você.
Desculpe por ter perdido a cabeça ontem.
TANDBERG

- ***É essencial pedir desculpas e reatar o que foi desfeito.*** Se for levado a uma situação de troca de insultos, o que pode acontecer até mesmo ao mais paciente dos pais, e você "perder a discussão", pegue-"a" de volta. Evite "perder", se possível, porque é inevitável ficar magoado e, por vezes, os adolescentes até que gostam do show!
- ***Às vezes é melhor sair de cena.*** Se já perscrutou os mais íntimos recessos da alma e não encontrou nenhuma palavra ou resposta positiva, saia de cena. Não tente falar quando a pressão arterial estiver explodindo seus miolos. Provavelmente vai se arrepender mais tarde. Vale ir para o quarto e gritar com a cabeça enfiada no travesseiro. Intervalo!
- ***Não deixe problemas sem solução.*** Quando a cabeça esfriar, e torça para que todas as cabeças já tenham esfriado, volte e tente reatar a conversa. Não deixe os problemas tomarem uma conotação desagradável.
- ***É uma boa idéia evitar falar muito.*** Às vezes é melhor ficar de boca fechada. Os adolescentes estão sempre reclamando que os pais ficam perturbando, dando lição de moral. Então, não ceda à tentação de gritar. Não fique se queixando e não banque a vítima. Os adolescentes já passaram por tudo isso! Uma tática que dá resultado é falar duas frases por vez. E procure não alterar a voz. O adolescente padrão só consegue se concentrar por 13,6 segundos quando o assunto é ouvir o que os pais têm a dizer.
- ***Atenha-se aos fatos.*** Normalmente os adolescentes reclamam que os pais não prestam atenção ao que falam. Escutá-los atentamente é uma estratégia poderosa para manter a comunicação aberta.
- ***Não faz mal "perder" algumas discussões para os adolescentes.*** Lembre-se de que não se trata de "vencer". Vale abrir mão de coisas menores, mas mantenha-se firme nas grandes. Leve em consideração os sentimentos, a experiência e as opiniões do filho.
- ***Não dispense o bom humor.*** Ótimo recurso! Lembre-se: pai que ri não é despedido! Mantenha-se bem humorado, sem usar de ironia.
- ***Nunca insulte ou menospreze o adolescente.*** No instante em que os pais usam de zombaria e de desprezo, os adolescentes assumem

uma atitude defensiva e a comunicação é desligada. A pior atitude que os pais podem ter é lançar mão de meios para assassinar a personalidade dos filhos. Os pais precisam dizer: "Amo você, mas não suporto esse tipo de comportamento". A comunicação e a conexão voam para fora da janela quando entra a agressão pessoal.

- ***Apenas discuta assuntos que têm importância.*** Deixe passar em branco algumas coisas. Não critique o tempo todo. Os adolescentes detestam. Poupe energia para os grandes problemas!

Alteração de comportamento

Quando chegou a ponto de haver roupa jogada por toda a casa, convoquei uma reunião de família. As crianças resmungavam: "Oh! céus, lá vem o papai com essa coisa de psicologia". Eu disse: "Tudo muito simples: nem sua mãe nem eu somos escravos e não vamos catar nada que seja de vocês. Daqui para frente, qualquer roupa que for largada em áreas de uso comum serão colocadas dentro desta caixa que, depois, vai ficar trancada na garagem durante uma semana. É isso aí. Entenderam?" Ficaram histéricos e alguns foram ao colégio sem uniforme e receberam punição. Você não pode vacilar, tem de cumprir a ameaça. Ao fim de três semanas, as áreas comuns estavam imaculadas. Simples! Alteração básica de comportamento. Qualquer um pode fazer.

Michael

- ***Evite enfrentamentos e ultimatos.*** No instante que dá um ultimato, duas coisas podem acontecer: ou o jovem vai desafiá-lo e aí terá de lidar com um grave problema, ou você volta atrás e perde a credibilidade. Não se coloque numa enrascada. Existem outras técnicas mais eficazes. Você é o adulto e pode criar uma série de estratégias.
- ***Dê "feedback" positivo constantemente.*** Uma das coisas mais importantes do mundo é fazer com que os adolescentes recebam uma ou outra forma de aprovação. As mais recentes pesquisas

sugerem que o adolescente padrão recebe dos pais uma reação positiva para cada cinco negativas. No colégio, a proporção é de uma reação positiva para cada dez negativas. Seria ótimo se pudesse ver o seu filho fazendo algo para merecer aprovação. Jamais perca essa oportunidade. Um belo dia algo assim vai acontecer.

O que vale é a intenção

Alguns meses atrás estava me preparando para começar o dia bem cedo. Saí de casa as cinco da manhã e pude observar que meu filho havia colocado o lixo para fora. Pedi ao motorista do táxi para esperar e pé ante pé entrei em casa, pequei um "post-it" amarelo e colei na porta do quarto dele com a mensagem: "Christopher, obrigado por botar o lixo para fora. Não é o dia de o lixeiro passar, mas valeu a tentativa".

Michael

- ***Não fique ruminando os erros que os filhos cometeram.*** Permita que continuem vivendo. Revolver o passado só traz ressentimento e raiva, o que resulta em quebra de comunicação. Concentre-se no positivo.

Escolha as palavras com bastante cuidado

Temos três meninas. Deram muito trabalho, sobretudo a mais velha. Desde cedo queria isso e aquilo. Foi duro. Estávamos muito estressados. Eram brigas constantes. Certo dia, foi surpreendida fumando no quarto. Fumar era proibido. Então falamos algo como: "Olha, ou obedece às regras da casa ou trate de tomar outras providências". Foi o que fez. Meu marido ficou mortificado. Jamais podíamos imaginar que nossas meninas iriam sair de casa. Até agora não consegui entrar no quarto dela. Nunca podíamos imaginar que fosse embora. Não queríamos isso. Acho que havia também muita pressão da turma para que saísse de casa. Durante anos, andou de um lugar para o outro, morando com diferentes amigos.

Enquanto morava conosco, eu sabia que um dia ainda perderia a cabeça, pois ela me botava histérica. Naquela época, meu marido caiu doente e quase faleceu. Eu costumava ter surtos psicóticos. A mais velha começava a se comportar mal, mas estávamos por demais cansados para discutir o que quer que fosse. Fizemos o melhor dentro das circunstâncias; não sabíamos mais o que fazer. Demos todo o amor às meninas. Não vieram com um manual de operação. Fizemos o melhor. De qualquer forma, passados cinco anos, a filha que saiu de casa mudou-se para o prédio da esquina, dá para ir a pé. Cuido do cachorro dela!

Sophie, mãe de três filhas

A BOA COMUNICAÇÃO

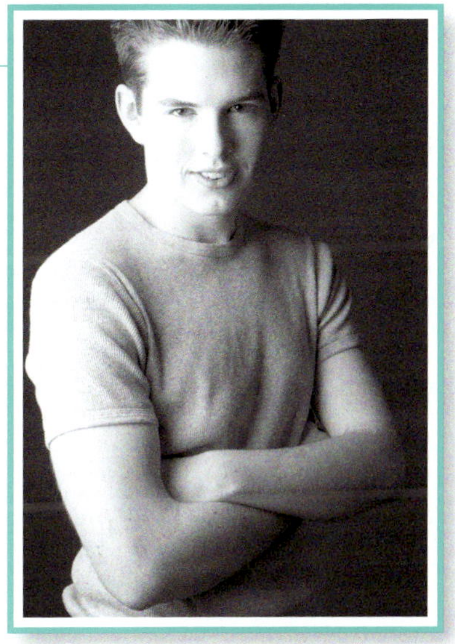

- Evite gozação.
- Vá com calma.
- Se estiver com raiva, afaste-se. Escolha uma hora melhor.
- Escute e depois fale.
- Nunca faça acusações.
- Concentre-se no hoje.
- Só se preocupe com os assuntos sérios.
- Prepare-se para "perder" algumas discussões.
- Evite ultimatos.

É difícil comunicar-se de verdade com alguém que não se conhece bem. Você conhece seu filho adolescente e o jeito de ser da juventude de hoje?

- Sabe o nome dos melhores amigos do seu filho? Já foi apresentado a eles?
- Se o jovem batesse a porta da casa com raiva, depois de uma discussão, para onde acha que ele iria? Sabe onde os amigos dele moram? Para onde você ligaria se não voltasse para casa? Tem o número do telefone?

- O jovem está feliz no colégio? Por quê? Por que não?
- Sabe quais as matérias que está estudando e o nome dos professores? Já se encontrou com eles? Quais deles são queridos ou odiados? Por quê?
- Sabe qual o tipo de livro, filme e esporte que seu filho aprecia?
- Qual o time dele? De qual tipo de música ele gosta? De qual banda? Programa de televisão?
- Sabe se tem algum assunto especial, alguma área ou hobby pelo qual seu filho se interesse?
- Se ele pratica algum esporte, sabe em que posição joga no time? Qual foi a última vez que foi vê-lo jogar?
- Se trabalha meio expediente, já conheceu o patrão?
- Se não tem um trabalho de meio expediente, será que gostaria de arranjar um? Será que você não poderia ajudar, dando sugestões ou colaborando no preparo do currículo?

Se não sabe as respostas para essas perguntas, ache um tempo para descobri-las. Mostrar interesse é provar que você se importa com ele.

Em caso de emergência

Se o relacionamento entre vocês está tão estremecido que até o cachorro prefere dormir na garagem, examine uma das seguintes sugestões:

Assine um tratado de paz

Não precisa fazer um empréstimo em dinheiro. Aliás, não passe dos limites. Afinal o que conta é a intenção. Então, pode ser uma caixa de bombom. Deixe no quarto dele e pode até acrescentar um bilhete com palavras muito bem selecionadas. Talvez tudo que precise escrever seja: "Amo você. Vamos comer uma pizza juntos? Vamos voltar a conversar depois, quando estivermos mais tranqüilos e menos famintos! Que tal? Ou podemos pedir uma pizza, se tem muito dever de casa para hoje. O que prefere? Desculpes por eu ter gritado." Quem poderia resistir a um bilhete como esse junto a um pedido de armistício e uma coisa gostosa para comer? Vale a pena tentar.

Encontre um intermediário

Depois de um saboroso jantar, pode-se perdoar a todos, até mesmo aos parentes.
Oscar Wilde

Experimente conversar com alguém em quem o seu filho confie. Pode ser complicado, porque você não quer ser mal interpretado e dar a impressão de que está fazendo algo pelas costas do adolescente. Tenha certeza de que pode contar com a discrição dessa pessoa. O objetivo é melhorar o relacionamento, e não acabar de vez com ele. Se o adolescente estiver tomando parte de uma determinada atividade, como esporte, música ou grupo de jovens, sempre há uma pessoa com mais liderança e que os jovens respeitam, comprometida com essas atividades, que poderia ser a pessoa certa com quem falar.

Se a escolha for certa, pode ser a maneira mais eficaz de o jovem ver as coisas pelo ângulo de uma pessoa "neutra".

Convoque uma reunião da família

É preferível escolher uma hora em que os fogos de artifício não estejam explodindo. Em vez de ficar trazendo coisas negativas ou concentrando-se em assuntos específicos, transforme a conversa em algo positivo. A preocupação é com o clima de tensão que há em casa e você quer mudar isso. Todos os membros da família têm o seu valor e você quer ver todo mundo feliz. Peça sugestões e determine que elas devem ser positivas. Vai ficar surpreso com o que vai ouvir. Escute com atenção. Todos devem ter o direito de expressar seus sentimentos, não importa a idade. Não raro, os menores têm opiniões interessantes e proveitosas sobre situações complicadas em família.

Procure ajuda

Às vezes será preciso pedir uma outra opinião. Um terapeuta profissional é capaz de colocar as coisas sob outra perspectiva. Os amigos podem dar conselhos valiosos, mas se acha que algo sério está acontecendo, é preciso procurar ajuda de profissionais especializados em saúde e bem-estar dos adolescentes.

Os jovens estão sempre dispostos a dar aos mais velhos todo o proveito de sua inexperiência.
Oscar Wilde

Escute

Meus pais são muito rígidos. Não me deixam ir a uma boate, nem querem saber de escutar o que tenho a dizer. Seria tão bom se pelo menos me escutassem.

Sue, 17 anos

Converse

Os pais não podem impor suas opiniões aos filhos... acho que em caso de divergência de opiniões, eles diriam a parte deles e eu a minha. Daí iríamos discutir...

Tim, 17 anos

Maneiras de "botar fogo" nos conflitos

- "Limpe o quarto agora! Parece que nasceu num chiqueiro!"
- "Chama isso de boletim escolar? Um idiota faria melhor! Nunca vai ser nada na vida!"
- "Não acredito que tenha sido tão burro! Na sua idade já estava trabalhando e cuidando de duas crianças."
- "Por que não é igual a sua irmã/irmão? Não vou perder mais tempo com você."
- "Depois de tudo que fizemos! Nunca mais confio em você!"
- "Nunca deu valor ao que lhe damos. Vale bem menos do que a trabalheira que dá."
- "Não minta para mim! Sei que está usando drogas! Sempre foi uma decepção para nós!"

- "Custa uma fortuna pagar pela sua instrução e é assim que agradece?"
- "Como pode fazer isso conosco? É a vergonha da família! Saia da minha frente!"
- "Foi um problema desde o dia em que nasceu! Acho que agora deve estar feliz."
- "Gosta de magoar sua mãe/pai/seus pais, não é?"
- "Sabia que isso ia acontecer! Está maluco ou o quê? Cresça!"

É garantido que tudo vai acabar em raiva, humilhação, frustração, rebeldia e até desespero para o adolescente!

Maneiras de "apagar" conflitos

- "Estamos todos ficando nervosos. Vamos dar um tempo e conversar depois."
- "Deixa ver ser entendi. Você acha..."
- "Nunca se esqueça, estou do seu lado!"
- "Vamos terminar a discussão agora, mas quero que a última palavra seja a sua."
- "Estou sinceramente arrependido de ter gritado. Que tal tentarmos dar um jeito, sem mágoas de parte a parte?"
- "Não sei o que dizer. O que gostaria que eu fizesse?"
- "Sei que está chateado. Não se preocupe, vamos resolver isso."
- "Vamos esquecer o que aconteceu. Todos nós perdemos a cabeça, às vezes. O importante é que nós dois estamos arrependidos pelo que aconteceu/pelo que falamos."
- "Vamos parar de brigar. Detesto vê-lo tão triste. Vamos ver se encontramos uma solução que agrade a nós dois."

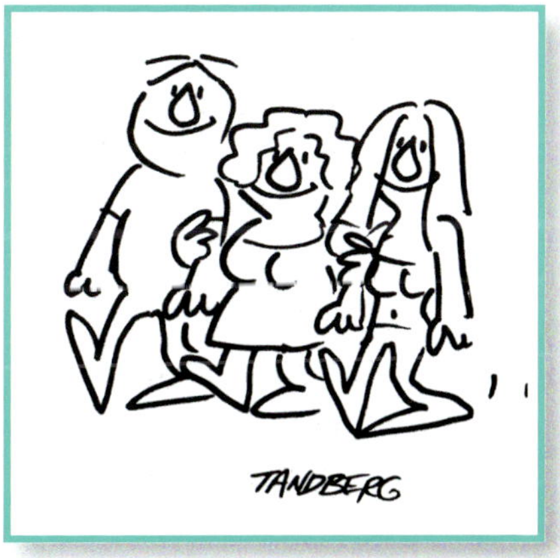

Vale a tentativa. Se nada disso funcionar, procure conselho de um profissional.

Deixe para lá os problemas corriqueiros

Quando estiver discutindo com adolescentes, deixe os problemas corriqueiros para lá. Nas reuniões dos pais, há sempre um que argumenta: "Desculpe, sei que o senhor estava falando de coisas sérias como suicídio, distúrbios alimentares e depressão, mas qual conselho poderia dar para fazer com que minha filha mantenha o quarto arrumado?". Minha resposta: "Muito simples. O quarto dela tem porta?". O pai responde: "Sim". Aí é a minha vez: "Use-a". E o pai: "Está sugerindo que eu simplesmente feche a porta?". Repito: "Sim". O pai retruca: "Mas começa a cheirar". Continuo: "Foi para isso que o bom Deus nos deu o purificador de ambiente. Sério, a menos que a Saúde Pública venha e ponha uma fita amarela isolando a casa e declare que se trata de um lixão de produtos tóxicos, não se preocupe com nada. É ela quem vai ter de morar lá, não você, e não vale a pena o estresse. Está a fim de passar o dia inteiro se preocupando porque ela mora num chiqueiro? Quando se tratar de áreas comuns da casa ou áreas públicas, a história é outra... mas, se for sobre o quarto dela, feche a porta!"

Michael

Espionando o filho

Descobrir o que se passa dentro da cabeça do jovem é muito mais importante que o que está germinando debaixo da cama. Há pouco tempo, um dos alunos começou a se comportar de forma agressiva e desordeira. Afundou nos trabalhos escolares e estava encrencado com quase todos os professores. Chamei-o para uma conversa depois da aula e não demorei muito para descobrir qual era a causa. Não odiava o colégio, mas sim o mundo todo, sobretudo os pais.

Paul contou-me que os pais não confiavam nele. Estavam convencidos de que ele se envolvera com drogas, embora lhes garantisse o contrário.

Quando ficou desconfiado de que estavam bisbilhotando o seu quarto, de propósito posicionou alguns objetos de tal maneira nas gavetas que poderia saber, de imediato, se haviam sido tocados. Obteve a "prova material" e estava furioso. A privacidade dele havia sido invadida. Para piorar as coisas, os pais de Paul negaram que tivessem mexido no quarto. Toda a comunicação positiva entre eles havia sido destruída e Paul estava planejando uma vingança à altura. Sob a raiva, pude ver muita mágoa.

O quarto do adolescente é o castelo em que habita e a privacidade é altamente valorizada. Eles ficam ofendidos se os pais abrem a porta e entram no quarto sem pedir licença. Embora raramente demonstrem, desejam desesperadamente conquistar a confiança dos pais. Bisbilhotar o quarto não é um método inteligente se o que pretende é manter a confiança e respeito mútuos. Tentei argumentar com Paul que os pais estavam agindo dessa maneira porque se preocupavam com ele e com certeza estavam arrependidos de ficarem mexendo nas coisas. Paul também precisava ouvir isso dos próprios pais.

Erin

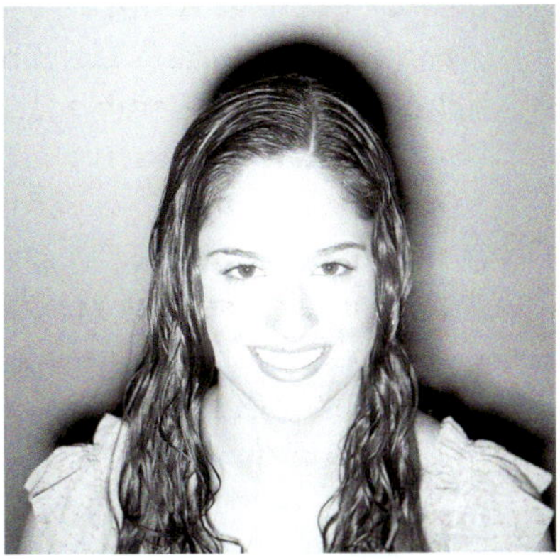

Comunicando-se com adolescentes

A comunicação eficiente é baseada em:

- Ter confiança mútua.
- Demonstrar franqueza e honestidade.
- Ser capaz de perdoar e ir em frente.
- Respeitar a privacidade.
- Evitar gozação e menosprezo.
- Manter o bom humor e a disposição para fazer elogios verdadeiros.
- Deixar para lá os problemas corriqueiros.

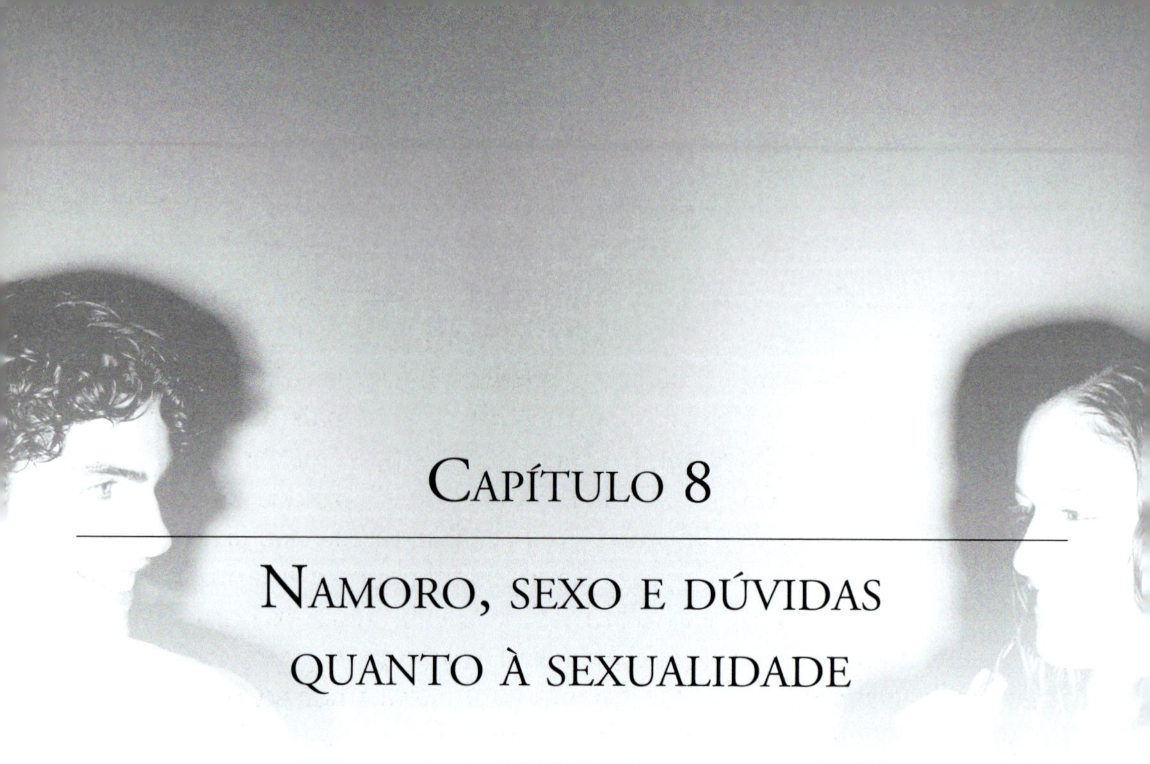

Capítulo 8

Namoro, sexo e dúvidas quanto à sexualidade

É necessário que os pais tomem a iniciativa de conversar com os filhos sobre tudo o que diz respeito a namoro, em vez de simplesmente proibi-los de fazer sexo.

Dá para dizer que uma criança está crescendo quando pára de perguntar de onde veio e não diz aonde vai.
Autor Desconhecido

Muitos pais acham que conversar sobre assuntos relacionados com namoro e sexo é muito desgastante. Via de regra sentem-se constrangidos e não sabem o que fazer ou dizer. Alguns pais falam quase nada, na esperança de que os problemas sejam resolvidos nas aulas de educação sexual no colégio. E, embora seja verdade que a maioria dos jovens recebe algum tipo de aprendizado sobre namoro e sexo, os pais também precisam estar envolvidos. As antigas histórias da sementinha de ervilha que germina ainda são necessárias, mas num nível muito mais complexo do que antes.

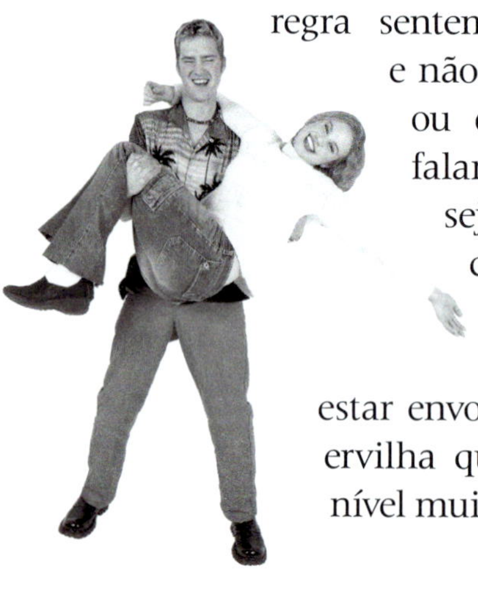

Começando cedo

Os jovens são por natureza curiosos e, hoje em dia, estão muito mais ligados em sexo do que os de cinco ou dez anos atrás. Assistem a filmes e programas de televisão. Navegam na Internet e lêem revistas. Tudo quase sempre contém material sobre sexo explícito. Se os pais assistissem aos programas mais populares entre os adolescentes ficariam chocados. Esses programas mostram adolescentes namorando "sério", jogando cara ou coroa para saber com quem vão sair num episódio e se vão ou não fazer sexo no episódio seguinte. A ambientação é muito romântica e levanta questões como: "É isso o que vocês deveriam estar fazendo. Todos os outros da sua idade estão fazendo! Se não está acontecendo, o que há de errado com você?". Além de toda a pressão para ter um relacionamento amoroso, os jovens são obrigados a questionar a própria sexualidade cada vez mais cedo.

Quando não conseguem atender às exigências da turma no que diz respeito a encontrar uma namorada ou namorado, os jovens são estigmatizados e chamados de "boboca" ou outros termos mais pejorativos. É uma fase muito estressante, uma época em que a compreensão e sensibilidade por parte dos pais pode ajudar imensamente. No meio de toda essa pressão para namorar e "ir até o final", quanto mais os adolescentes souberem sobre sexo, mais bem equipados estarão para fazer opções sérias e seguras.

Evidências sugerem que ***quanto mais*** os pais conversam sobre namoro e sexo, ***menos propensos*** a fazer sexo estarão os adolescentes. Interessante! Será que é porque os jovens ficam chocados com o fato de os pais falarem tanto sobre sexo, assunto considerado tabu, ou porque simplesmente estão sendo direcionados a pensar no assunto de forma mais racional e começam a ponderar sobre todas as possíveis conseqüências de uma relação sexual? Seja como for, não deixe de conversar com os seus filhos.

Como conversar sobre sexo e sexualidade

Não há um método infalível que se encaixe para cada adolescente. Em razão do amadurecimento precoce, pode-se começar a conversar bem cedo, até mesmo antes do início da puberdade. Quase sempre os pais percebem quando o filho dá aquela arrancada para o crescimento e observam as mudanças de temperamento que ocorrem no começo da adolescência. Se possível, não faça dessa conversa um grande acontecimento. Quanto menos constrangimento, melhor para todos. Poderia começar dizendo que sabe que na maioria dos colégios há aulas sobre namoro e sexo, e que está interessado em saber o que estão aprendendo. Muitos colégios cuidam desses assuntos como parte da matéria de ciências e programas de saúde, ou desenvolvimento pessoal. Alguns dos jovens preferem fingir que nada foi dito e tratam de se livrar do assunto dizendo: "Já sei de tudo, Pai." Insista e pergunte algo assim: "O que foi dito no colégio sobre namoro? Sexo? Qual sua opinião?". O objetivo aqui é mandar o seguinte recado: "Preocupamo-nos com você e queremos saber se não corre qualquer tipo de perigo. Sabemos que há muita pressão para arranjar um namorado ou namorada e você não deve permitir que ninguém o pressione além da conta. Não há pressa. Sempre pode contar conosco". Procure descobrir se o jovem está bem informado e, conseqüentemente, menos sujeito a ser colocado em situação de risco.

Conversa séria sobre o tema

É necessário que os pais tomem a iniciativa de conversar com os filhos sobre tudo o que diz respeito a namoro, em vez de simplesmente proibi-los de fazer sexo. É uma forma positiva de tratar o assunto e o momento da conversa deve ser escolhido com cuidado como, por exemplo, depois que o assunto sobre namoro tiver sido exibido em programa de grande audiência entre os jovens. Os pais devem estar preparados para responder e não somente para fazer perguntas. Qual a melhor resposta quando lhe perguntarem com que idade fez sexo

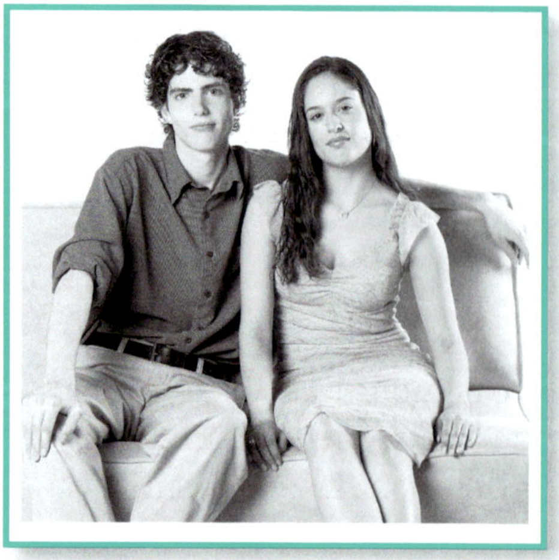

pela primeira vez? A única resposta possível é a resposta verdadeira. Honestidade, numa situação como essa, evidencia alto grau de confiança no filho. É mostra de grande respeito pelo jovem que está chegando à idade adulta e tem de lidar com temas adultos.

Passando a noite na casa dos pais

Essa história de namorado ou namorada dormir na casa dos pais precisa ser tratada de maneira bastante aberta e com toda a calma. Pais que evitam essas discussões em geral se colocam numa posição muito difícil. Ir entrando no quarto do jovem sem pedir licença com certeza vai causar imensos problemas. Antes de mais nada, é invasão de privacidade e pode colocar todo mundo numa situação de grande constrangimento. O relacionamento com o filho vai sofrer estragos, e é difícil curar a mágoa que tal atitude causa. Se discutirem o assunto quando todos estiverem calmos, os pais terão a oportunidade de explicar suas posições e sentimentos de forma racional.

Leve os namoros a sério

Leve os namoros a sério. Por gerações têm havido brincadeiras sobre "primeiro amor" e "amassos da adolescência". Via de regra, os namoros são superimportantes para os adolescentes e críticas negativas ou zombaria por parte dos familiares só trazem profundo sofrimento.

Pode acontecer de o adolescente ficar tristonho por causa do término do namoro ou por não ser correspondido. É o momento de os pais oferecerem ajuda equilibrada.

Recados aos jovens

- Não se deve namorar por obrigação, nem o namoro deve se transformar numa experiência desagradável. Os jovens precisam aprender que um bom relacionamento envolve respeito mútuo, honestidade e confiança.

Também precisam ter certeza de que é normal dizer "não" ao sexo. Se demorarem um pouco mais, isso não faz a menor diferença. Muitos adolescentes têm a impressão, errada, por sinal, de que todo mundo da sua idade está tendo relações sexuais. É preciso que saibam que não é verdade e, portanto, não devem aceitar pressão dos outros que provavelmente estão apenas contando vantagem.

- Os jovens precisam estar atentos para evitar situações arriscadas. Sabem dos perigos de pedir carona? Sabem o limite seguro das bebidas alcoólicas? Estão cientes das possíveis conseqüências do sexo sem proteção?
- Os filhos devem saber que não serão rejeitados se forem *gays*. Os jovens têm de saber que sempre podem contar com o amor incondicional e aceitação da família.

Os piores casos

Para alguns pais, é terrível quando descobrem que o filho está fazendo sexo ou que contraiu doença transmitida sexualmente. Saber que a filha está grávida ou que o filho vai ser pai aos 14 anos não são novidades recebidas com prazer. Em tais ocasiões, porém, é que a aprovação e ajuda paterna são mais necessárias. A última coisa que os adolescentes querem ouvir é que foram "burros". Precisam saber que os pais vão ajudá-los e que não serão rejeitados nem relembrados desse erro pelo resto da vida. Em se tratando de assuntos dessa ordem, deve-se considerar aconselhamento externo para os pais, de amigos ou profissionais, para que sejam capazes de lidar com a tristeza, raiva e comoção que estejam sentindo. Os pais têm de ser fortes para dar ajuda aos adolescentes durante uma fase tão difícil.

Reações insensatas

- Explodir de raiva.
- Acusar o jovem por ter sido tão burro.
- Repudiar o filho ou expulsá-lo de casa.
- Virar as costas, contrariado.
- Ameaçar.

Reações inteligentes

- Permanecer o mais calmo possível.
- Não condenar ou fazer acusações.
- Ajudar o filho a avaliar todas as alternativas.
- Admitir a ajuda externa ou de profissional para o adolescente, e acompanhá-lo.
- Oferecer suporte e compreensão.
- Fazer com que o jovem entenda que não está sozinho e nunca será abandonado. Juntos hão de vencer as adversidades.

O que vai pela cabeça do adolescente?

É normal e bastante comum que os adolescentes passem por um período em que questionam a sua sexualidade. Também não é raro que tenham experiências com pessoas do mesmo sexo. Pode ser um singelo beijo ou algo mais. Experiências com pessoas do mesmo sexo não significam, obrigatoriamente, que o jovem vai assumir identidade homossexual. Muitos passam por períodos de incerteza, durante os quais ocorrem essas experiências.

Para muitos jovens, é uma fase traumática, repleta de sentimentos de culpa em razão do estigma social ligado à homossexualidade. Muitos sofrem com pesadelos e acreditam que, se saírem à caça desenfreada por um parceiro do sexo oposto, a atração que sentem por aqueles do mesmo sexo vai desaparecer. Alguns jovens se envolvem em inúmeros relacionamentos heterossexuais apenas para provar que são "normais". Lembre-se de que o desejo de ser normal é uma das grandes preocupações da adolescência.

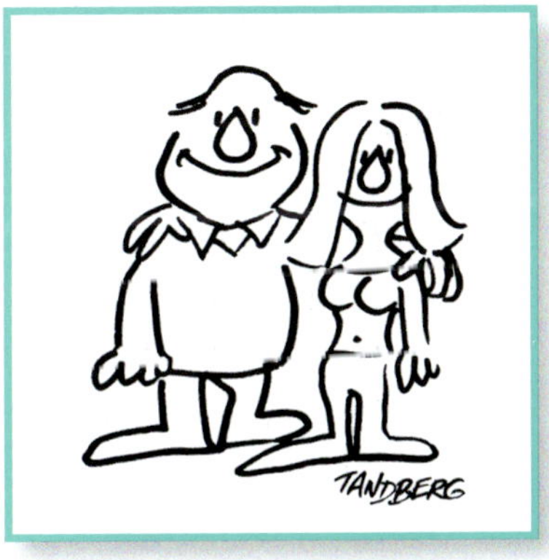

Os jovens que sabem que os pais consideram a homossexualidade um pecado mortal correm maiores riscos de entrar em depressão, ter condutas destrutivas, sentimentos de autodestruição e até cometer suicídio. Se considerarmos primeiro que é comum que o adolescente passe por uma fase em que questiona a sexualidade e, segundo, que num universo de dez jovens, um vai se identificar como *gay*, é muito importante que os pais procurem estar bem informados a respeito do assunto. A forma como os pais vão reagir pode ser, literalmente, a tábua de salvação para alguns jovens.

Jovens homossexuais

Num período em que a necessidade de se ligar a alguém e ser normal passa a ser extremamente importante, muitos jovens homossexuais:

- Experimentam profunda solidão e não se sentem conectados a ninguém. Pelo contrário, acham que ninguém os compreende e têm medo de uma possível rejeição por parte dos amigos e familiares.
- Têm de enfrentar diariamente, no colégio, comentários maliciosos contra homossexuais e sofrem perseguições.
- Quase nunca encontram outros jovens *gays* para se ajudarem. Essa situação é muito difícil, pois muitos se escondem atrás de uma fachada de heterossexual. Tudo contribui para o aumento da solidão.
- Têm medo de serem expulsos de casa se contarem para a família que são *gays*.
- Conhecem poucos exemplos ou modelos positivos de *gays* e acham muito difícil forjar uma auto-imagem construtiva.
- Sentem-se tão deprimidos e culpados que costumam ter condutas destrutivas, como uso de drogas, álcool, sexo sem segurança, tudo para encobrir a realidade e sentir menos medo.

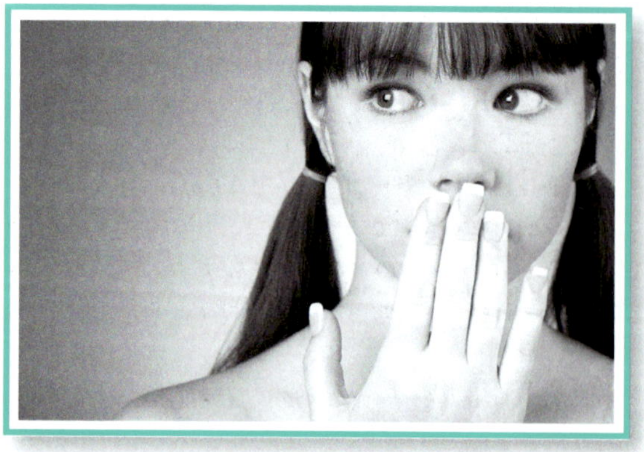

- Apresentam dificuldades de concentração no colégio e têm problemas para dormir, o que normalmente ocasiona rendimento escolar abaixo da média.

- Transformam-se em excelentes alunos, "metendo a cara" nos estudos para escamotear a identidade *gay*.
- Isolam-se, esquivando-se de conversar com os pais, com medo de serem "descobertos".
- Como não é fácil obter informações positivas sobre a condição de *gay*, são muito amedrontados.
- Socialmente são acanhados e evitam contato mais íntimo, seja de que tipo for.
- Escondem-se no meio de montes de "amigos", ainda que se sintam totalmente sozinhos.
- Acreditam ser o suicídio a única solução para um problema que parece absolutamente sem saída. As pesquisas apontam para altos índices de tentativa de suicídio, de 2% a 40% entre adolescentes lésbicas e *gays*, sendo que de 65% a 85% deles têm tendência suicida.

CHEGA DE SEGREDOS

A fase intermediária do ensino médio é um período muito estressante. Por conta disso, minha esposa e eu não ficamos assim tão surpresos quando o caçula não parecia estar no seu estado de espírito usual, normalmente irradiando alegria. A falta de interesse no colégio e o jeito tímido, de certa forma retraído, nos levaram a acreditar que eram, em parte, conseqüências do comentário que ele fez sobre não ter muitos amigos no colégio naquele ano escolar. Ficamos um tanto surpresos, pois era muito sociável e alegre, tinha montes de amigos.

Uma noite, durante o jantar, comentou ligeiramente que tinha um assunto para conversar conosco. Sempre acreditamos, como pais, que é do maior interesse manter todos os canais de comunicação tão abertos quanto possível. Quando perguntamos o que estava acontecendo, saiu de repente da mesa e correu para o quarto. Fomos atrás dele. O que vimos foi inesperado e altamente perturbador. O quarto estava escuro e ele, deitado na posição fetal, soluçava convulsivamente. Por um tempo, não conseguia ou não queria dizer nada. Perguntamos se alguma coisa havia acontecido ou se alguém lhe havia feito alguma maldade. Depois de ter dito que não, minha esposa perguntou: "Tem algo a ver com a sexualidade?". Assentiu, mas continuou a chorar e não disse nada por um bom tempo. Enquanto isso, acomodamo-nos na cama perto dele e, com todo carinho, falamos que estávamos agradecidos por ter nos contado, que ainda o amávamos e sempre estaríamos ao seu lado, dando todo suporte.

Depois do que nos pareceu uma eternidade, parou de chorar e começou a falar, ainda na posição fetal. Disse que fazia tempo que os amigos davam força para que se "abrisse" conosco, mas diziam que deveria se preparar com antecedência para ter onde passar a noite, caso fosse expulso de casa. Entendemos que o choro e o medo eram devidos à incerteza da nossa reação. Agora que sabia que ainda tinha casa e uma família que o amava, foi capaz de explicar que havia estado confuso sobre a sexualidade durante alguns anos e que sempre desejou sentir-se "normal". Foi aí que compreendemos por que o ano fora tão difícil. Daí em diante, o sentimento que nos uniu foi ainda mais forte. Como é importante conversar com os filhos, sem prejulgamentos, fazendo-os sentir que sempre serão amados e amparados. Como pais de filho gay, ficamos profundamente tristes de saber que ele teve de carregar, embora por curto espaço de tempo, a dúvida sobre se seria ou não expulso de casa por conta de algo fora do seu controle. Ficamos agradecidos por ele ter sido capaz de se revelar ainda cedo e não ter de agüentar o peso de viver em segredo ano após ano. Uma das melhores coisas que fizemos depois desse dia foi nos mantermos atualizados nas informações que ele nos deu, participando de muitas reuniões do P-FLAG (Pais e Amigos de Lésbicas e Gays). Depois, apoiamos decisão dele de transferir-se para outro colégio, quando nos contou que estava sofrendo perseguição no atual.

Faz dois anos que isso aconteceu. Acabou de se formar no novo colégio e, na verdade, terminou os últimos anos muito bem. Nossa compreensão e suporte permitiram que ele se aceitasse. Da mesma forma que os outros adolescentes, ele tem seus altos e baixos mas, basicamente é, de novo, o garoto descontraído e alegre de sempre.

Adrian

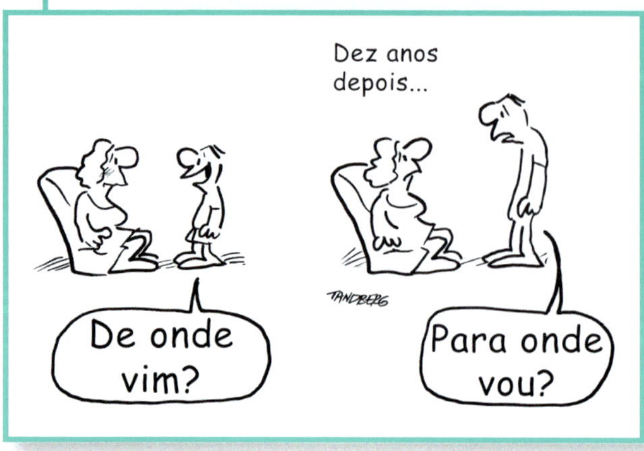

O que os pais devem saber sobre adolescentes que questionam a sexualidade

- É normal. Experiências com parceiros do mesmo sexo não significam que o filho seja obrigatoriamente *gay*. Faça com que ele saiba que você não tem aversão a homossexuais.
- É bem fácil para os adolescentes perceberem se os pais têm problemas com esse assunto. Os pais que têm dificuldades em compreender o homossexualismo precisam ler e refletir bastante a respeito. Uma atitude negativa pode destruir a pessoa. Jovens *gays* compõem a significativa parcela de 30% dos suicídios consumados e estão entre os mais altos índices estatísticos de problemas como depressão, conduta autodestrutiva, abuso de substâncias químicas e entre a maior parte dos desabrigados.
- Se acha que seu filho, ou a filha, sente atração por alguém do mesmo sexo, não entre em pânico! Pode ser apenas uma empolgação de adolescentes. Os jovens precisam de espaço e de liberdade para resolver esse tipo de problema, sem ter de se preocupar se serão repudiados e expulsos de casa. Dê-lhes um tempo, tudo vai ser resolvido.
- Caso a atração não seja um fato isolado, lembre-se, então, que o filho adolescente merece ser feliz e viver a vida integralmente. Para o jovem nada é mais importante do que ser aceito pela família. Quando descobre que a atração por alguém do mesmo sexo não está passando, o adolescente com certeza estará experimentando o acontecimento mais traumático da sua vida. É necessário estar presente quando ele precisar de você
- Há muitos estereótipos negativos ligados a um *gay*. Os pais precisam avaliar os fatos para que possam ajudar quando o adolescente se achar confuso quanto à sexualidade. A pessoa nasce *gay* ou não? Não é uma escolha. Muitos *gays* relatam que se sentiam "diferentes" desde muito pequenos, alguns ainda na escola primária.

Se você achar que seu filho é *gay*

- Relaxe e procure obter informações e ajuda.
- Encontre uma forma sutil de conversar sobre o assunto e observe como seu filho reage. Se apresentar uma posição de aversão aos homossexuais, não é indício de que seja *gay* ou não. Os adolescentes, na grande maioria, escamoteiam os sentimentos até que se sintam confiantes o bastante para se exporem. Afirme que jamais o rejeitaria. É possível que você esteja jogando um bote salva-vidas para o filho.
- Não faça perguntas diretas, salvo se tiver certeza de que a hora é essa e que está preparado para ouvir a resposta. É uma pergunta muito difícil para o jovem responder sinceramente, a menos que confie plenamente em você. Um excelente começo é deixar que seu filho saiba que você lida bem com o assunto.
- Você não está sozinho. Existem muitas informações disponíveis e muitos grupos de apoio para pais de *gays*.
- Não se esqueça de que o jovem merece a oportunidade de viver uma vida autêntica e feliz. Sexualidade é uma parte do ser humano. O adolescente ainda é a mesma pessoa, não importa qual seja sua opção sexual.

Namoros, sexo e dúvida quanto à sexualidade

- Os adolescentes de hoje chegam à puberdade muito mais cedo que os das gerações passadas.
- Comece a conversar desde cedo e escute as opiniões dos adolescentes.
- Fique atento a qualquer programa sobre educação sexual no colégio.
- Diga claramente que aceita o homossexualismo.
- Não descarte aconselhamento profissional, se necessário.

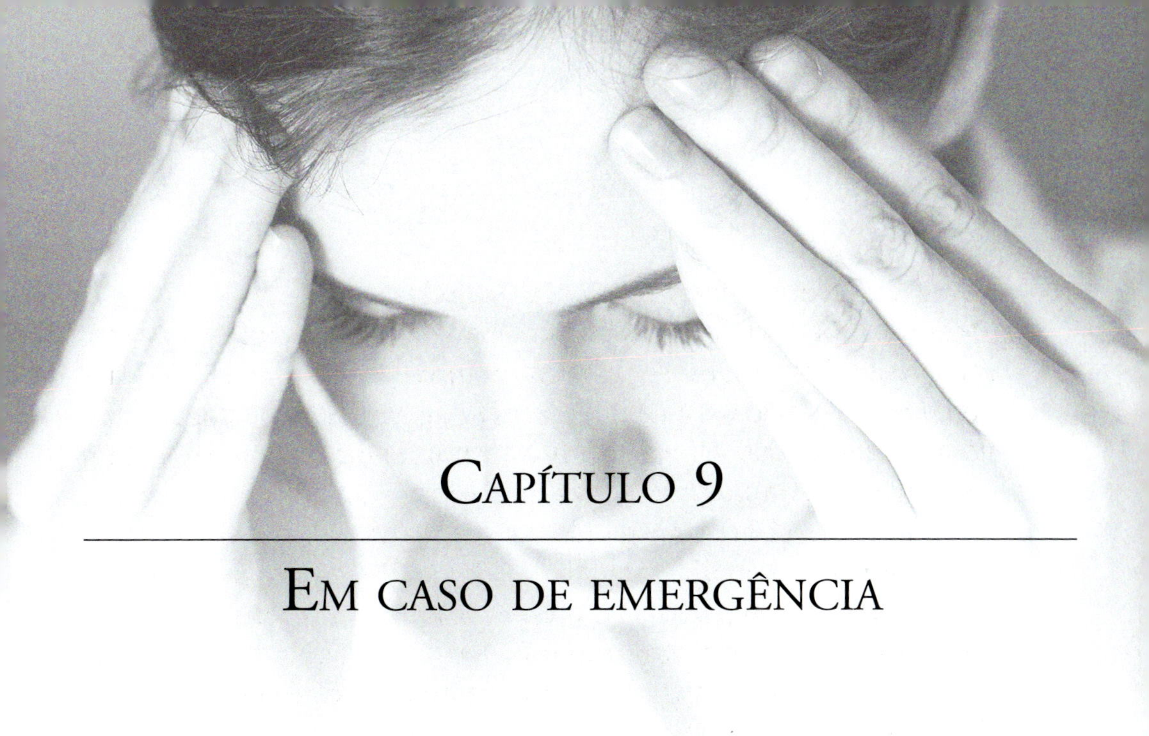

Capítulo 9

Em caso de emergência

Não se culpe por tudo que acontece. Também não ponha toda culpa no filho adolescente. Para cada problema há muitas soluções possíveis.

Imprevistos ocorrem até nas famílias mais austeras.
Charles Dickens, David Copperfield, 1850

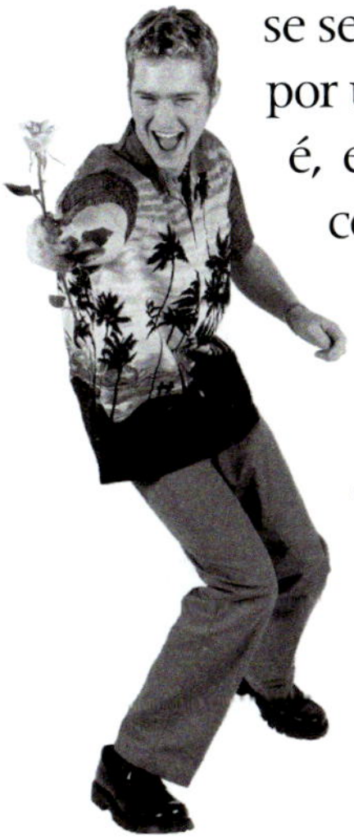

Por mais diligente que você seja na função paterna, pode considerar-se um felizardo se, num dado momento, não se sentir como se tivesse sendo sugado por um gigantesco buraco negro. Essa é, então, a hora de juntar os cacos, de agir de forma positiva e construtiva, e dar tempo ao tempo. Tempo para afastar-se, relaxar e ser capaz de voltar e enfrentar os problemas de maneira mais tranqüila e positiva. Não se culpe por tudo que acontece. Também não ponha toda a culpa no filho adolescente. Para cada problema há muitas soluções possíveis.

Vamos examinar os problemas mais sérios que os pais enfrentam e identificar as maneiras de evitá-los e as estratégias para solucioná-los, e dar dicas de como reagir caso tais problemas apareçam no seio da família.

As áreas que mais preocupam são:

- Depressão.
- Suicídio.
- Distúrbios alimentares.
- Drogas.

Depressão na adolescência

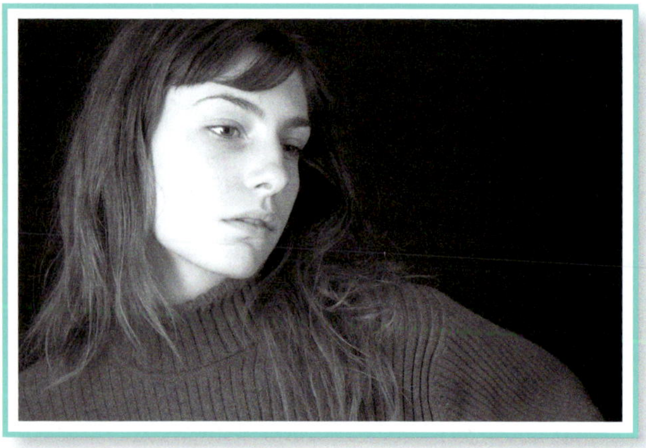

A saúde mental do adolescente é extremamente importante, e os pais precisam compreender a diferença entre tristeza e depressão. Todos nós temos dias bons e dias ruins, nos quais passamos por vicissitudes, alegrias, desilusões, fracassos e vitórias. Alguns jovens, e também os pais, dizem que estão deprimidos quando, na verdade, estão tendo um "dia ruim".

Depressão é uma doença que pode ser diagnosticada e tratada. Adolescentes deprimidos precisam de ajuda de profissional. Vão apresentar alguns indícios físicos, mentais e emocionais sintomáticos, e os pais precisam ficar atentos para percebê-los. É também necessário que os pais estejam cientes de que depressão na adolescência é uma doença séria e que estejam preparados para agir de forma adequada.

- Depressão traz enorme sofrimento e realmente interfere com a capacidade de o adolescente lidar com os problemas do cotidiano. Tudo parece ficar prejudicado: auto-estima, saúde, colégio, deveres de casa, divertimento e namoro.
- Os sintomas de depressão não têm vida curta. Normalmente perduram por um período de pelo menos duas semanas. Esse é o

tempo mínimo exigido para diagnóstico da depressão, que deverá ser feito exclusivamente por profissional.

- É muito difícil conviver com um adolescente deprimido, porque ou ele está profundamente triste ou altamente irritado e exasperado.
- Os pais têm de ficar atentos e observar quaisquer sinais evidentes de mudança de comportamento. Por exemplo, um jovem antes sociável torna-se especialmente retraído e solitário.
- Se os pais desconfiam que o filho está deprimido, precisam fazer mais do que lhe dizer: "Ânimo" ou "Sai dessa". Se os pais não procurarem ajuda imediata, pode ser que a vida do jovem seja arruinada.
- A depressão é um dos distúrbios mentais relatados com maior freqüência, com taxas que vêm aumentando assustadoramente nos últimos dez anos.
- Dentre crianças e adolescentes, 18% apresentam problemas psíquicos.
- Muitos dos jovens que sofrem de depressão não estão sob tratamento, porque os sintomas que apresentam são erroneamente considerados como "coisas normais da adolescência". Os pais não podem se dar ao luxo de fechar os olhos à possibilidade de o filho estar com depressão.
- Jovens que sofrem de depressão têm três vezes mais chances de ingerir bebidas alcoólicas com regularidade e de beber descontroladamente. São também três vezes mais propensos a fumar maconha pelo menos uma vez por semana e três vezes mais inclinados a se envolverem em atividades sexuais perigosas.
- Jovens que sofrem de depressão têm visão negativa de si, do meio em que vivem, da família, colégio e, via de conseqüência, do futuro.
- Dentre os jovens que tentam suicídio, de 60% a 90% deles têm histórico de depressão.

Sintomas de depressão na adolescência

A seguir, algumas perguntas que os pais devem se fazer para determinar se os filhos estão deprimidos. Todos são sinais de uma possível depressão.

O seu filho:

- Está chorando mais do que antes, reclamando que está triste ou sentindo um vazio interior?
- Não se diverte mais com coisas que antes lhe davam prazer?
- Está ficando muito tempo sozinho, longe dos antigos amigos?
- Ganhando ou perdendo peso?
- Parecendo mais desanimado e cansado do que antes?
- De uma hora para outra, está tirando notas baixas ou faltando às aulas e apresentando rendimento escolar abaixo no normal?
- Anda meio desligado, nem parece o mesmo?
- De repente, e sem motivo aparente, fica irritado, ansioso, violento ou apresenta conduta destrutiva?
- Está com a mania de dizer que a vida dele não tem jeito, quando acontece algo de errado? Alerta máximo!
- Às vezes conversa sobre morte e suicídio? Alerta máximo!
- Está praticando atos de auto-agressão? Alerta máximo!

Se o seu filho está o tempo todo "de baixo-astral" e tem cinco ou mais dos sintomas acima com duração de pelo menos duas semanas, é possível que esteja seriamente doente. Isso é depressão e exige aconselhamento profissional imediato. Providencie para que o adolescente seja examinado.

Muitos adultos erram, diagnosticando a depressão nos adolescentes como simples "coisas de adolescente". Depressão não é parte natural do processo de crescimento, nem uma falha de caráter ou sinal de fraqueza. A depressão pode ser tratada e o jovem fica totalmente curado.

Adolescentes e suicídio

A maior parte dos estudos nessa área procurou averiguar se haveria associação entre as histórias sobre suicídio que aparecem na mídia e o aumento do índice de suicídio na população em geral. Embora o assunto ainda seja objeto de controvérsias, algumas pesquisas sérias indicam que histórias sobre suicídio na mídia, nas novelas e em documentários, estão todas associadas a uma elevada taxa de suicídio. Há, além disso, posicionamentos contra a exposição dos jovens a grande volume de informações, histórias e grupos de discussão na Internet sobre suicídio, que podem incitar comportamento suicida.

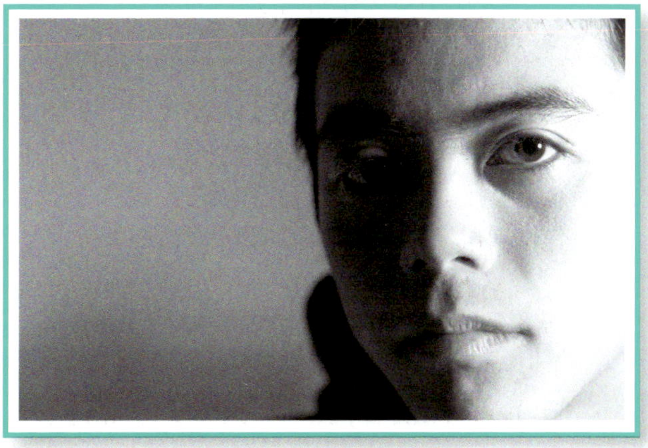

Os pais podem proteger os filhos de idéias suicidas ao deixarem bem claro o quanto eles são importantes. Se o jovem se sente valorizado e amado, estará muito menos inclinado a querer terminar com a própria vida.

Sintomas de tendências suicidas

- Parecidos com os sintomas da depressão, com a agravante de que muitos jovens com tendências suicidas distribuem seus pertences, fazem desenhos ou escrevem sobre a morte e o ato de morrer.
- Os pais têm de estar atentos, sobretudo se o jovem tem conduta autodestrutiva, fica dizendo que não vale nada ou que é um peso para os outros e que preferia estar morto.
- Existem evidências irrefutáveis de que muitos dos jovens que se suicidaram deixaram inúmeras pistas. Já haviam mencionado a uma ou mais pessoas que eles ou os outros estariam "melhor se estivessem mortos". É um tipo de comentário que não deve ser ignorado. Um adolescente que faz esse tipo de comentário precisa saber que é muito querido pela família e ouvir constantemente que é uma pessoa muito importante para todos.
- É preciso atenção redobrada se o jovem que andava "na fossa" por

um bocado de tempo, de repente e sem razão aparente, fica todo feliz e despreocupado. Infelizmente, esse entusiasmo súbito é, na maioria das vezes, decorrente do alívio que sente porque tomou a decisão de se matar. Os pais devem, de imediato, conversar com o filho e buscar aconselhamento profissional se desconfiam que o jovem tem tendência suicida.

Verdades sobre suicídio de adolescentes

- O suicídio de adolescentes é normalmente atribuído à depressão, abusos sexuais, drogas, separação dos pais e problemas decorrentes de atração por pessoa do mesmo sexo. Conquanto apenas um desses fatos, por si só, pode ser bastante para levar um jovem ao suicídio, muitos adolescentes estão sobrevivendo a mais de um.
- Às vezes, não é um único fato sério ou situação que leva o jovem a querer terminar com a própria vida. Uma série de pequenas mas decepcionantes circunstâncias pode criar na mente do jovem a imagem de um futuro sem esperanças.
- Alguns jovens são muito bons em disfarçar a depressão; por isso os pais precisam ficar atentos.
- Pesquisas recentes sugerem que uma em cada sete crianças está sujeita a sofrer de depressão antes dos 14 anos e que muitas vivem sem terem sido diagnosticadas e tratadas, o que acarreta conseqüências devastadoras para a própria criança, familiares e até para a comunidade.
- Triplicou o índice de suicídio de jovens desde os anos 1960. Esse aumento do índice entre jovens, sobretudo do sexo masculino, é uma tendência mundial.
- Foi estimado que, para cada suicídio masculino consumado, há entre 30 a 50 tentativas de suicídio.
- Para cada suicídio feminino consumado, há entre 150 a 300 tentativas.
- Morte decorrente de suicídio é mais comum entre os homens; entretanto, condutas autodestrutivas vêm aumentando muito entre as garotas de 15 a 29 anos.

- Para cada suicídio consumado há pelo menos 100 jovens que tentaram mas não conseguiram dar cabo da própria vida. É uma constatação assustadora.
- Melhor que ficar conversando sobre suicídio é concentrar-se nos muitos fatores de proteção aos jovens. A maior fonte de proteção do adolescente é estar conectado à família.

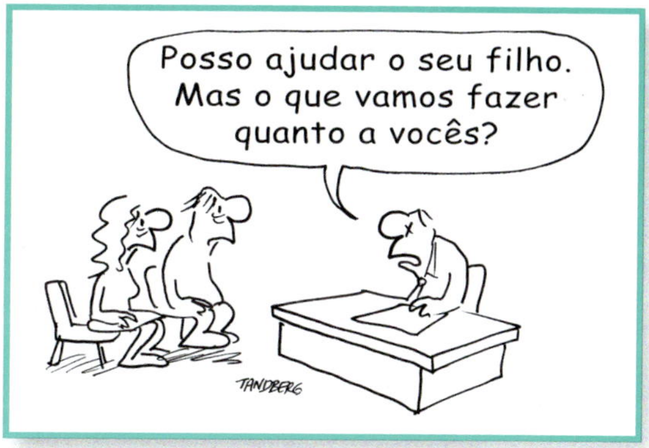
Posso ajudar o seu filho. Mas o que vamos fazer quanto a vocês?

O que os pais podem fazer

Estratégias eficientes para prevenir o suicídio incluem o aprimoramento da aptidão social e emocional dos jovens, tais como solucionar problemas, tomar decisões, lidar com a raiva, resolver conflitos e comunicar-se sem medo de se afirmar. Os pais têm os meios para ajudar os adolescentes a desenvolverem essas características e habilidades, como por exemplo:

- Mostrar que confiam no filho, fazendo-o participar das decisões em família.
- Manter um relacionamento tranqüilo e equilibrado, ensinando ao jovem, por meio de exemplos concretos, como lidar com a raiva.
- Comunicar-se abertamente, procurando resolver os problemas em conjunto.
- Dar oportunidade e incentivar o jovem a expressar suas opiniões, e considerar as alternativas antes de tomar uma decisão.
- Garantir-lhe que é importante, amado e levado à sério.
- Assegurar-lhe que nada vai afetar o amor e a aprovação paterna.
- Procurar oportunidades para ensinar ao jovem como lidar com decepções e "fracassos".
- Ensinar que todos passamos por experiências negativas e o que importa é focalizar o positivo.

Nada de pendências

Irmã: – Tem certeza de que não quer mais a coleção de DVD?
Kaz: – Sim, pode levar. Leve essa pilha de roupas, se quiser.
Irmã: – Puxa, obrigada.
A irmã apanha os presentes, sai do quarto e esbarra com a mãe.
Mãe: – O que está fazendo com as roupas novas de Kaz? Ela nem as usou...
Irmã: – Deu todas para mim! E os DVDs também.
A mãe entrando no quarto de Kaz:
Mãe: – Kaz, o que está acontecendo? Você está bem? Tem andado estranha ultimamente.
Kaz: – Está tudo bem, mãe. Só estou cansada. Não quero ir ao colégio amanhã. Acho que vocês seriam mais felizes se eu não existisse.
Mãe: – Não seja boba. Durma bastante e vai sentir-se melhor de manhã.
A mãe sai do quarto sem ter resolvido o problema.

Utilize todos os recursos para levar o jovem a abrir o coração e falar sobre como está se sentindo. Ao dar suas coisas, Kaz está gritando por socorro. Jamais termine a conversa sem dizer que está preocupado e enfatizando que o filho é extremamente importante para você.

Scott chega em casa cabisbaixo. Entra na sala onde os pais estão assistindo à televisão.
Mãe: – O que está acontecendo de errado?
Scott: – Nada. Vou para a cama.
Mãe: – Mas não comeu nada. Ainda não são sete horas.
Pai: – Deixe ele em paz. Vai passar. Está de veneta, é apenas uma fase.
Mãe: – Mas ultimamente ele tem andado estranho. Ficou muito chateado por ter perdido o emprego e terminado com a namorada.

Pai: – Deixe para lá. Era apenas um trabalho de meio-expediente e, de qualquer forma, deveria estar estudando mais. Vai acabar por aceitar que nem sempre as coisas são do jeito que ele as quer. Faz parte do crescimento.

Recentemente, Scott passou por duas experiências desgastantes e é quase certo que os pais não sabem nada sobre os outros problemas que está vivenciando. Talvez esses problemas, sob o ponto de vista de um adulto, não sejam tremendamente sérios, mas podem destruir um adolescente. Depois de ter perdido o trabalho e a namorada, Scott precisa saber que não está sozinho. É exatamente nesse momento que tem de ficar junto dos pais para restaurar a confiança perdida.

Os adolescentes e os distúrbios alimentares

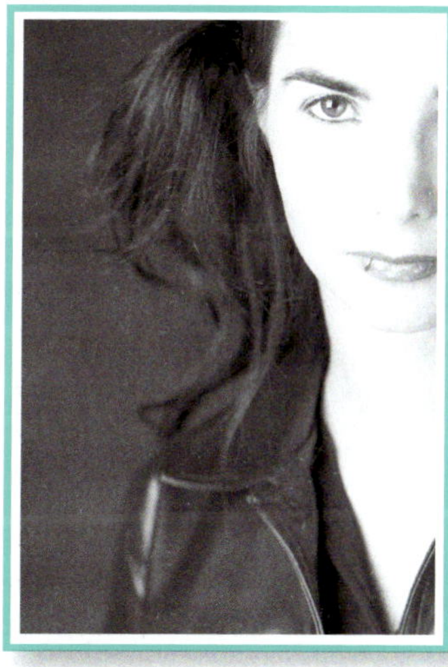

Distúrbios alimentares são doenças psíquicas que têm o potencial para gerar sérias conseqüências físicas e de convivência social.

As formas mais comuns de distúrbios alimentares são a anorexia nervosa e a bulimia nervosa. Ambas têm tratamento e o diagnóstico precoce é importantíssimo para minimizar os danos e aumentar as chances de recuperação.

O que é anorexia nervosa?

Trata-se, basicamente, de inanição voluntária. Em geral, a pessoa que sofre desse distúrbio tem problemas com a forma física. Apesar de estar no peso ideal ou mesmo ser magro ou macilento, os doentes se vêem como gordos. Na grande maioria, a pessoa que sofre de anorexia restringe a ingestão de alimentos ao mínimo, ao mesmo tempo que induz o vômito, toma laxantes e diuréticos e pratica exercícios à exaustão. Esse coquetel de maus-tratos ao próprio corpo resulta em sérios danos à saúde.

O que é bulimia nervosa?

As pessoas que sofrem de bulimia nervosa apresentam duas disposições de igual potência: querem perder peso e têm medo de ganhar peso. Essas pessoas têm compulsões periódicas de comer enorme quantidade de comida e induzir o vômito após a comilança. Encontram-se reféns de uma armadilha perigosa, de um ciclo vicioso de dieta e ingestão descontrolada de comida, que leva a sentimentos de raiva, culpa e fracasso, ciclo que se completa com o vômito e sentimentos de aversão a si próprio, culpa e depressão.

O que leva o jovem a ter distúrbios alimentares?

Existem muitas causas possíveis, não uma causa única. Alguns fatores de risco, porém, parecem fazer com que algumas pessoas sejam mais propensas a desenvolver distúrbios alimentares. A seguir relacionamos alguns indícios e damos algumas sugestões de como lidar com essa situação que pode alcançar proporções assustadoras.

Insatisfação com o físico

Esse é um tremendo problema para os jovens. Muitos estão insatisfeitos com a aparência, e a dieta pode converter-se numa obsessão de perder mais e mais peso, acabando por transformar-se em distúrbio alimentar. Infelizmente, o problema está se tornando cada vez mais comum entre crianças, mesmo antes que atinjam a puberdade. Foram analisadas crianças de apenas sete anos com diversos níveis de insatisfação com o físico. Em um dos estudos, 20% das meninas e 18 dos meninos tentaram, em algum momento, perder peso. Quatro por cento estavam controlando o peso de forma bastante severa.

O que os pais podem fazer

É preciso ficar atento a essa terrível mania das crianças e adolescentes de perderem peso. Se o filho faz constantes comentários sobre quanto ele, seus amigos e pessoas em evidência na mídia estão pesando, aproveite que foi ele quem abordou o assunto e converse a respeito. É importante que esteja bem informado sobre os riscos à saúde causados pelas dietas "de fome". Pergunte o que o jovem pensa a respeito do assunto. Os pais podem dar o exemplo, focalizando a atenção numa alimentação saudável e mantendo-se com bom preparo físico, atitudes mais sensatas do que morrer de fome para chegar a um determinado peso. Converse sobre dicas de alimentação e atividades saudáveis. Toda a família podia estar junta na escolha do cardápio ou, caso acredite em milagres, no preparo dessa comida especial. Se conseguir passar a idéia de que esporte e outros exercícios, e não as dietas, são as melhores maneiras de manter o físico, o jovem vai conseguir um bom preparo físico além das vantagens de fazer amigos ou de passar um tempo junto com a família.

Símbolos de beleza na mídia

São símbolos que estão constantemente reforçando nos jovens a crença de que ser magro está na moda. Modelos, atores e personalidades televisivas adorados pelos jovens são na maioria tão magros, que são difíceis de serem vistos, salvo se numa tela 20/20 e com óculos de lentes bem fortes. O tempo todo os jovens são expostos a artigos na mídia sobre como perder peso e conseguir o corpo "perfeito". Não é surpresa que muitos adolescentes estejam se tornando vítimas do ataque da mídia que dá muita ênfase à beleza física e vende tipos ilusórios de beleza "ideal" que podem botar a saúde em risco.

O que os pais podem fazer

Os pais têm de fazer de tudo para garantir que, pelo menos em casa, os filhos recebam as mensagens corretas. Embora correta, fica cada vez mais difícil persuadir os jovens de que magreza não é a opção mais sensata. Procure aumentar a auto-estima dos filhos, de modo que não dêem tanta ênfase à forma física ou ao peso.

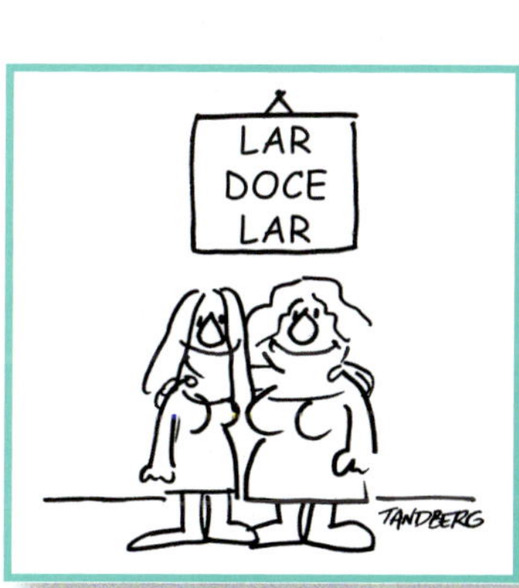

Os que correm atrás da vitória

Presume-se que uma outra causa dos distúrbios alimentares nos jovens seja uma poderosa pressão para que alcancem o sucesso e sejam vencedores. Alerta máximo!

O que os pais podem fazer

Os jovens têm de saber que os pais não vão despejá-los de casa se não conseguirem alcançar certo padrão escolar ou não entrarem para uma determinada Faculdade. É preciso que saibam que o amor dos pais é incondicional.

Os perfeccionistas

Quase sempre, os perfeccionistas sofrem de distúrbios alimentares.

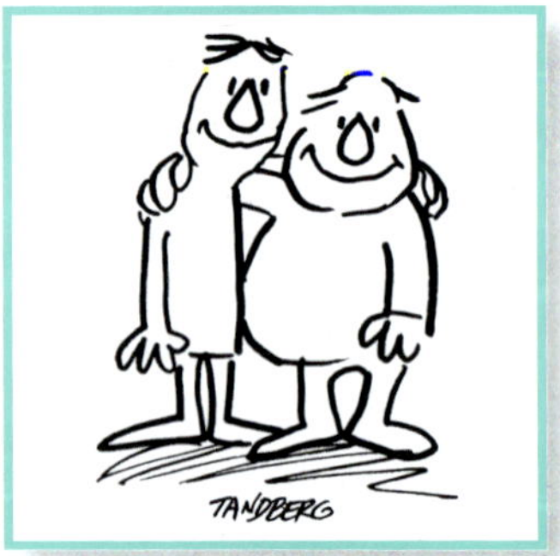

O que os pais podem fazer

Os pais devem evitar que os filhos sejam perfeccionistas, desde pequenos, pois correm o sério risco de acabarem numa posição em que se auto-impõem uma pressão desmesurada. Ajude seus filhos a verem as coisas em perspectiva. Os jovens necessitam orientação e ajuda para reconhecer que uma obrigação foi cumprida a contento. Observe os hábitos escolares e logo vai perceber se estão se preocupando em demasia com um dever escolar.

Experiências traumáticas

Alguns jovens que sofrem de distúrbios alimentares passaram por experiências traumáticas como término do namoro, separação dos pais, morte de pessoa da família ou de amigos, ou mesmo estresse associado com a adolescência. Entretanto, o acúmulo de pequenos fatos estressantes também tem condições de fazer irromperem problemas alimentares. Embora os pais não consigam impedir que o filho passe por experiências de vida traumáticas na adolescência, devem observar quando uma série de pequenas coisas não vão bem. Embora, aos olhos de um adulto, esses pequenos fatos pareçam insignificantes, cada um deles pode ser uma experiência emocionalmente perturbadora para o jovem. Tente imaginar a importância de tais eventos do ponto de vista do adolescente.

O que os pais podem fazer

Os jovens estão sujeitos a profundo sofrimento por conta de um revés, um fato estressante ou uma perda significativa. A maioria escamoteia os sofrimentos; por isso os pais têm condições de ajudar, conversando sobre o acontecimento que alterou a vida do adolescente, numa oportunidade propícia. É imperioso estar atento ao que o jovem está sentindo e reconhecer que sentimentos são esses.

Não ajuda muito dizer que frustrações e maus momentos são inevitáveis, embora não durem para sempre. Explicar ao jovem que um dia ele vai olhar para trás e achar graça não adianta nada. É uma maneira de conseguir somente que ele fique triste e com raiva. Às vezes, tudo de que o adolescente precisa é saber que os pais perceberam sua tristeza e abatimento.

Normalmente não é uma boa idéia forçar o jovem a falar sobre a experiência frustrante. Mas, se mesmo depois de passado um tempo razoável, os pais perceberem que o adolescente não está reagindo, então devem perguntar a respeito. Se ainda não quiser falar e não voltar a ser o que era antes, então é preciso tomar providências, como procurar por alguém para ser aquela "pessoa importante" na vida do adolescente ou buscar ajuda terapêutica.

Baixa auto-estima

Muitos dos adolescentes que apresentam distúrbios alimentares têm baixa auto-estima.

O que os pais podem fazer

Os pais estão numa posição privilegiada para assegurar que desde cedo os filhos sintam-se seguros, recebam elogios e a mensagem de que são maravilhosos. Sobretudo a última. Criar uma imagem positiva de si mesmo antes de ser atingido pela adolescência é fator de alta proteção.

As verdades sobre distúrbios alimentares

- Aproximadamente, uma em cada 100 adolescentes do sexo feminino contrai anorexia nervosa.
- A anorexia já foi diagnosticada em crianças de apenas sete anos.
- A anorexia é a que mais prenuncia a morte dentre todas as doenças psiquiátricas.
- Aproximadamente, 10% dos jovens e 25% das crianças com anorexia são homens.
- É comum que pessoas que sofrem de bulimia encubram esse distúrbio por oito, dez anos. São mais difíceis de serem detectados que os anoréxicos porque os primeiros, na grande maioria, têm peso normal.
- Estima-se que apenas um em cada 10 casos de bulimia seja detectado.
- Aproximadamente 17% dos homens estão, de uma forma ou outra, de dieta ou usando esteróides, e entre a população masculina, estão aumentando os distúrbios devido ao excesso de exercícios físicos.
- Mais de 30% dos garotos querem mais peso corporal e, em igual medida, querem ser mais magros.
- Eis alguns efeitos que os distúrbios alimentares podem provocar: redução da densidade óssea, infertilidade, falência renal, baixa da pressão arterial, queda de cabelo, fadiga crônica, perda da capacidade cognitiva, diminuição dos órgãos vitais, tais como rins, coração e cérebro, insuficiência cardíaca e possivelmente morte.
- Os problemas emocionais associados com distúrbios alimentares são depressão, afastamento do convívio social, sentimento de culpa, autocensura e total ausência de auto-estima, problemas esses que comumente deflagram tendências suicidas.

Sintomas de distúrbios alimentares

Os pais têm de ficar atentos para os vários sinais que indicam distúrbio alimentar. Eis alguns desses sinais:

- Perda de peso, preocupação com o peso e aparência.
- Afastamento nas horas de refeição e outras ocasiões que envolvam comida.
- Prática de ginástica em excesso.
- Mudança de estilo de vestir-se, passando a usar roupas folgadas para esconder a magreza.
- Alterações de humor, conduta anti-social, cansaço, ansiedade e depressão.
- Idas ao banheiro após as refeições.

O que os pais podem fazer

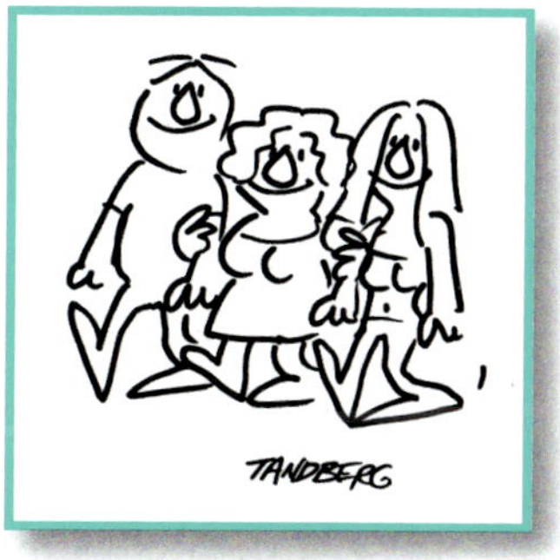

É necessário que os pais procurem falar com filhos sem fazer acusações, usando de todo o bom senso, mas objetivando tomar providências imediatas. O melhor a fazer é tranqüilizar o jovem, dizendo que é amado e que os pais estão apenas apreensivos. De início, o jovem vai negar qualquer tipo de problema alimentar, o que demanda esperar até que esteja pronto para uma conversa mais séria. Retorne, porém, ao assunto e assegure-lhe que sempre terá a ajuda da família. Levar o jovem a aceitar submeter-se a exame médico é um bom começo.

Todos nós somos bons em alguma coisa. Adolescentes que têm boa auto-imagem são menos propensos a contrair distúrbios alimentares. Adolescentes em boa forma física e que tenham muitas coisas para fazer são, na grande maioria, felizes.

Drogas e adolescentes

Embora seja um tema assustador, é importante manter a calma se desconfiar que seu filho está experimentando drogas. Para estar apto a protegê-lo, reúna bastante informação sobre o assunto. Procure uma "boa" hora e escolha as palavras com critério antes de iniciar qualquer conversa. Primeiro deixe claro o seu amor e preocupação. Não ataque, ameace ou culpe. Diga que está lá para dar suporte e ajudar. É possível que o jovem agradeça a oportunidade de conversar, mas com certeza vai negar tudo no início. Seja enfático ao declarar sua preocupação, dizendo que sempre estará à disposição. Escute com atenção e tente descobrir por que ele está usando drogas: pressão dos amigos, outros motivos secretos, infelicidade, só experimentou uma vez?

Talvez a única maneira eficiente de conversar com o adolescente seja fazê-lo sentir-se tão especial e amado que vai querer ficar vivo e com saúde. A tão prestigiada conexão tem as condições básicas necessárias para fazer com que o jovem fique indeciso e pense duas vezes antes de tomar atitudes arriscadas. Isso cria uma barreira de proteção.

A seguir, algumas dicas para começar uma conversa, usando de gentileza, o que significa pedir, e não exigir, uma conversa ou uma resposta:

- "Podemos conversar? Estou morto de preocupação. Anda tão estranho ultimamente. Está todo mundo falando tanto de drogas. Estou com medo de que esteja ansioso e que alguém o leve para as drogas."
- "Você sabe que é muito importante para mim. Posso lhe fazer uma pergunta? O que acha das drogas?"

Drogas: quando a mãe descobre

Dois anos atrás, minha caçula avisou-me de que a irmã Anna estava fumando maconha. Perguntei a Anna se era verdade, e ela negou tudo. Acreditei nela porque provavelmente era isso que eu queria. Não queria que fosse verdade.

Alguns meses atrás, reparei que algo de muito errado estava acontecendo com Anna. Percebi de repente que havia perdido muito peso. Veio mostrar-me a roupa que havia comprado para sua festa de aniversário. Quando ficou lá, em pé, meu coração parou. Não dá para explicar o quanto fiquei chocada. Pensei: "Meu Deus, o que há de errado com ela?". Ela estava mil vezes mais magra do que imaginara. Comecei a pensar em retrocesso... ela parecia estar o tempo todo doente, ora reclamava do estômago... ora estava irritada e ansiosa, e havia se tornado descuidada e desorganizada... as notas do ano anterior haviam sido tão baixas, que o colégio sugerira que eu encontrasse um outro que fosse mais "conveniente" para ela. Tudo isso caiu sobre mim ao reparar o quanto ela estava magra, naquele dia horrível, pavoroso.

Anna estava morando com meu ex-marido, então, assim que ela saiu, comecei a juntar os pedaços. Afinal, admiti para mim mesma a possibilidade de ela estar fazendo uso "de alguma coisa" e fiquei aterrorizada. Não é preciso dizer que não dormi naquela noite nem pude trabalhar por vários dias. Como uma louca, liguei para vários números procurando ajuda, querendo saber como lidar com o problema e com a minha filha. Tinha de ter informações precisas caso minha suspeita se concretizasse, porque, se fosse verdade, não queria arriscar que ela negasse tudo quando procurasse falar com ela. Queria estar pronta para ajudá-la. Consultei o médico da família e conversei com vários terapeutas. Todos ajudaram bastante, enquanto eu chorava sem parar. Tudo que li e conversei com os especialistas confirmou que Anna tinha mesmo muitos dos sintomas típicos do usuário de drogas. Um dia, afinal, senti que estava preparada para conversar com ela e dizer-lhe que desconfiava que estava fumando maconha.

Embora negasse no começo, continuei insistindo e falando sobre tudo que havia aprendido, e ela finalmente confessou que eu estava certa. Tive sorte porque a ocasião foi a correta e porque ela estava chegando ao ponto de entender que precisava de ajuda. Não estava nem um pouco satisfeita com o próprio físico e beirava o desespero. Providenciei para que Anna fosse ao médico da família e também a terapeutas com experiência em lidar com jovens com esse tipo de problema. Quando Anna estava pronta para receber ajuda, de repente era eu quem não estava lidando nada bem com a situação.

Quase morri durante aqueles dias. Sentia-me uma fracassada. Coisas assim acontecem com os filhos dos outros. Minha filha era muito ajuizada para isso. Estava zangada comigo mesma por permitir que tivesse saído de casa para morar com o pai. Estava zangada com o namorado dela e culpava-o por tê-la levado para as drogas. Arrependi-me de tê-la tirado do colégio particular, mais rigoroso, pois lá provavelmente teriam conseguido que andasse na linha, embora tivesse partido deles a sugestão de trocar de colégio. Pensei que talvez não devesse ter me divorciado e que, se ainda estivéssemos juntos, tudo não teria acontecido. Comecei por culpar-me por não ter conseguido que ela se sentisse amada o suficiente para confiar em mim. Senti que, de uma maneira ou de outra, não havia dado bastante do meu tempo e se tivesse lidado com as nossas desavenças de forma diferente, isso não teria acontecido. Acima de tudo, arrependia-me de não ter tratado melhor da situação daquela primeira vez quando minha outra filha havia avisado que a irmã estava fumando maconha. Acreditei na Anna quando negou, confiante que ela jamais mentiria para mim, quando, na verdade, era o que havia feito.

Já se passaram alguns meses, mas ainda fico me perguntando como pude ser tão cega por tanto tempo. Acho que ficava procurando desculpas... Não queria acreditar...

Anna ainda tem um longo caminho a trilhar. Nós duas temos. De tudo que aconteceu, o ponto positivo é que estamos mais unidas. Conversamos sobre qualquer assunto e sou muito mais aberta com todos os outros filhos.

Jenny, mãe de duas meninas e um garoto

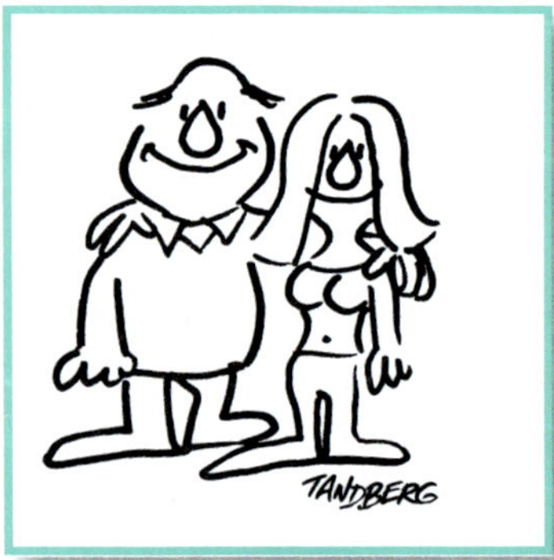

Às vezes, pouco importa o que dizemos e fazemos; os jovens vão experimentar drogas. A pressão da turma é enorme, e os jovens adoram coisas "excitantes". Mas só porque "vai acontecer de qualquer maneira" não significa que devamos nos omitir. É importante que os jovens conheçam nossas convicções e sentimentos. Precisamos ficar bem informados para termos condições de comunicação com os jovens. O segredo é fazê-los se sentirem tão apreciados e amados que não vão querer nos magoar e desapontar, e vão parar no estágio inicial de conduta de alto risco.

Como saber se o seu filho está usando drogas?

- Apresenta evidentes sinais de mudança de personalidade, notáveis variações de humor e acessos de raiva.

- Tem a memória prejudicada.
- Demonstra mudança na aparência física e no estado geral.
- Torna-se desleixado, desorganizado ou indiferente.
- Apresenta alteração no rendimento escolar, falta às aulas ou ao trabalho.
- Aumenta as vezes em que se comunica às escondidas.
- Está sempre precisando de mais dinheiro.
- Evita programas com a família.
- Tem os hábitos alimentares alterados, sobretudo se alimenta bem menos.
- Muda de repente de amigos e se recusa a trazê-los para casa.
- Torna-se anti-social.

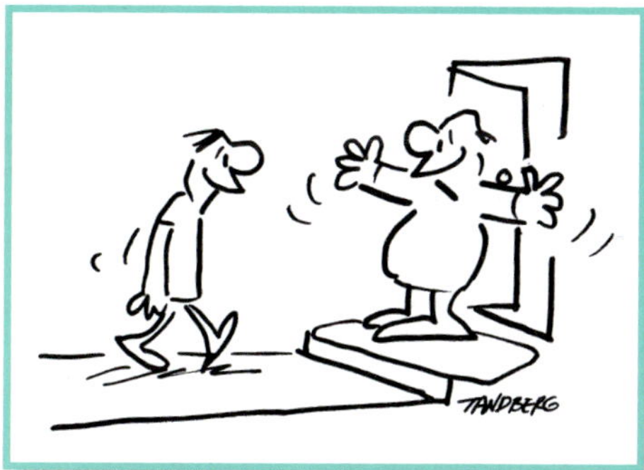

Os indícios acima podem também ser sinais de ansiedade, próprios da adolescência; por isso os pais têm de agir com cautela antes de concluírem que o filho está usando drogas.

Verdades sobre jovens e drogas

- Jovens usam drogas seguindo um padrão nas etapas: experimentam, usam ocasionalmente, usam de forma habitual e crescente.
- Há evidências de que 80% dos jovens vão experimentar pelo menos dois tipos de substâncias antes de completar o ensino médio. Nessas estão incluídas as substâncias lícitas e ilícitas.
- A maconha é a substância ilícita de uso predominante entre alunos do ensino médio; cerca de 35% deles já usaram essa droga.
- Aulas sobre como minimizar os riscos são importantes porque os jovens precisam ter conhecimento do assunto e das estratégias para o caso de serem expostos a drogas. É pouco provável que os jovens evitem totalmente o uso de drogas; portanto, é bastante válido apresentar estratégias para ensinar o jovem sobre os efeitos negativos das drogas

e as formas de minimizar as possíveis conseqüências adversas do uso dessas substâncias. Devem ser adotados programas sobre drogas nas escolas e estratégias para manter o jovem afastado das drogas.

› Estar conectado e ter boa saúde mental são as condições básicas que impedem os jovens de passar do estágio de não uso para o de uso habitual e crescente. Ser alegre e ser amado protege os jovens, então mantenha os canais de comunicação abertos.

Tempo para descansar

De tempos em tempos, os pais precisam de um descanso para amealhar energia para lidar com os problemas realmente sérios, tais como depressão, suicídio, distúrbios alimentares e uso de drogas. Como saber se está na hora de tirar um tempo de folga?

Os pais são como ossos nos quais os filhos afiam os dentes.
Peter Ustinov

› Você vai saber que chegou a hora de descanso quando não puder se lembrar de quando foi a última vez que conseguiu conversar com seu filho, sem que a "conversa" se transformasse numa disputa de gritos.

› Vai saber que precisa de uma folga quando os vizinhos começarem a comentar abertamente sobre o que se passa na sua casa.

› Saberá que está precisando de um tempo quando o simples ruído dos passos do filho chegando leva o papagaio da casa a gritar: "Oh, merda!".

› Sabe que está precisando tirar uma folga quando fica ansioso para chegar a hora de ir trabalhar e prefere trabalhar horas extras, mesmo não remuneradas.

› Sabe que tem de dar um tempo, quando os colegas de trabalho mandam-lhe cartões de "Fique bom logo", embora até o momento não tenha sido formalmente considerado doente.

› Sabe que precisa de um descanso quando nada parece dar certo. Não consegue dormir porque está muito preocupado e tem vontade de fugir e ir trabalhar num circo de verdade.

Uma das melhores maneiras de dar um novo enfoque e recarregar as energias é passar um tempo longe da "linha de frente" e fazer alguma coisa que o distraia e relaxe. De tempos em tempos, os pais merecem e precisam de uma folga, seja para fazer um esporte, ir a um bar, sair para jantar. Sempre ajuda conversar com outros pais de adolescentes. Nem sempre a grama do vizinho "é mais verde que a minha". Nada é mais confortante do que saber que não estamos sozinhos e que alguém nos compreende. Precisamos de descanso sobretudo quando a situação entre pais e filhos está ficando explosiva. Uma boa idéia é dar um tempo para que a raiva desapareça e consigamos tratar o problema de forma mais sensata, controlando a voz, o que nos dará maiores chances de resolver o impasse com aqueles que amamos, sem conseqüências desastrosas para todos os envolvidos.

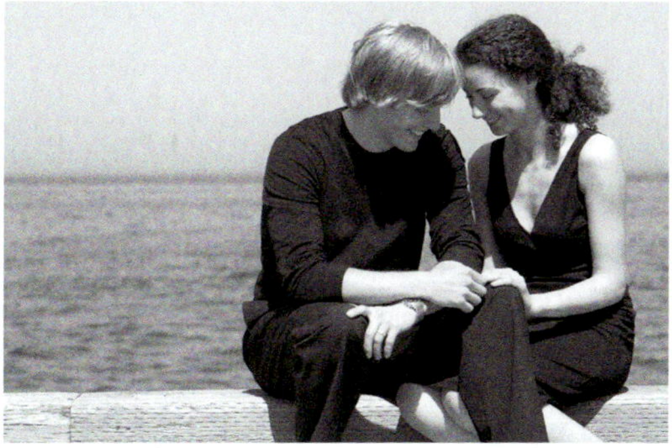

Em caso de emergência

- Procure ser positivo, calmo e construtivo.
- Confie no adolescente e faça com que ele participe de todas as decisões que envolvam a família.
- Ensine a ele como lidar com a decepção e a perda.
- Faça com que se sinta protegido e amado.
- Lembre-se de que distúrbios alimentares estão normalmente ligados à péssima imagem que fazem de si mesmos e a circunstâncias traumáticas.
- Fique atento para os sinais de depressão. É uma doença que requer tratamento com profissional.
- Lembre-se de que aproximadamente 80% dos adolescentes vão experimentar pelo menos dois tipos de drogas: as lícitas e as Ilícitas.
- Tire uma folga quando precisar.

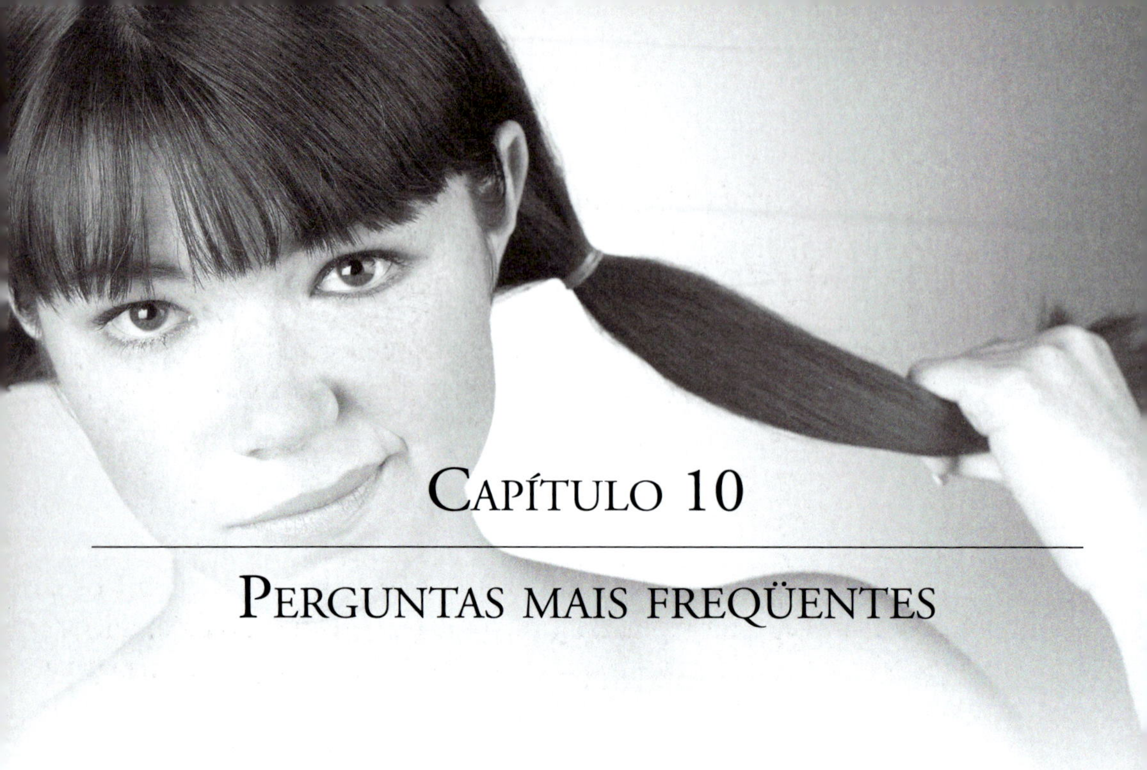

Capítulo 10

Perguntas mais freqüentes

Este capítulo trata de assuntos que são causa de grande preocupação para os pais: bebidas alcóolicas, cigarro, televisão e Internet, *piercings*, briga entre irmãos, agressão física ou verbal, separação e divórcio, perda de pessoas queridas e educação por um único genitor.

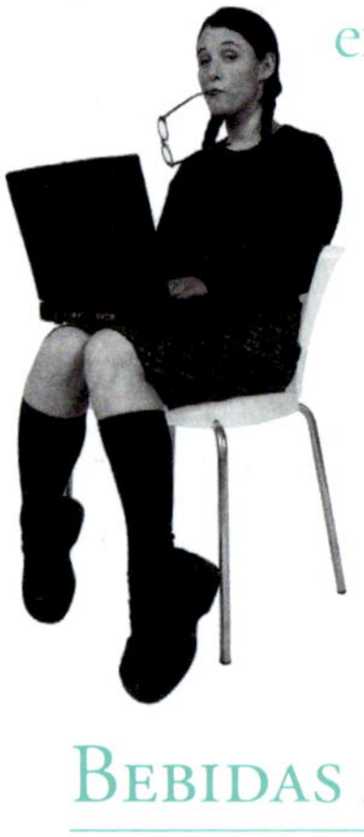

Os pais de adolescentes têm muitas e importantes perguntas a fazer. Eis algumas delas e também alguns pensamentos úteis tanto para você como para seu filho.

Não há nada de errado com os adolescentes de hoje que 20 anos não curem.
Autor Desconhecido

Bebidas alcoólicas

Pergunta: – Meu filho adolescente está bebendo muito. O que posso fazer?

Resposta: – Os pais têm de dar o exemplo e explicar sua preocupação com os riscos da ingestão em excesso de bebidas alcoólicas.

Precisam esclarecer quais comportamentos são inaceitáveis e quais as conseqüências da desobediência. É imprescindível, entretanto, não reagir de forma exagerada, mas avaliar por completo a situação antes de tomar providências que tenham resultados negativos e duradouros. Muitos jovens que bebem não passam dos limites; outros, e não são poucos, experimentam drogas mas não se transformam em usuários habituais.

Os jovens e as bebidas alcoólicas

- A grande maioria dos jovens toma bebidas alcoólicas, algo superior a 70% entre os 15 e 17 anos. O preocupante é que muitos querem, por conta própria, ficar bêbados. Tomar bebedeira passou a ser moda entre os jovens.
- Dos 70% dos jovens entre 15 a 17 anos que bebem, um dentre cinco toma habitualmente mais de dez doses, e mais de 25% bebem mais de sete doses.
- Sob o efeito do álcool, os adolescentes se colocam em posição vulnerável, ficam sujeitos a agressões e atos de violência.
- Os adolescentes habituados a tomar bebedeira podem vir a apresentar seqüelas que afetam o cérebro, fígado e estômago.
- Aproximadamente, 28% dos alunos do ensino médio ficam embriagados.
- A bebida alcóolica é alvo de muita publicidade que a exalta, sem contudo apresentá-la como um produto potencialmente perigoso para a saúde. Compreende-se, então, que os jovens vejam o álcool como um passaporte para a alegria, uma forma de relaxar e se divertir. Cabe aos pais garantir que o filho receba informação sensata e verdadeira.
- Poucos jovens acham que o álcool é uma droga e têm conhecimento de que se beberem muito de uma só vez podem até morrer.
- A ingestão descontrolada de bebidas alcoólicas também é causa do aumento de gravidez na adolescência, de doenças sexualmente transmissíveis, do aumento dos índices de estupro, agressão sexual e, claro, acidentes de carros e mortes.

Cigarro

Pergunta: – O que posso fazer para que meu filho pare de fumar?

Resposta: – Dê um bom exemplo e não fume na frente do filho. Melhor ainda, não fume. Tente prever as situações com as quais terá de lidar. O jovem poderia admitir que fuma. Assim, justamente por ter previsto esse tipo de situação e qual seria sua reação, terá condições de manter-se calmo, caso venha a se concretizar, e de lidar com o assunto de forma racional.

Tendo em vista que os meios de comunicação adoram apontar uma droga específica como o vilão da história, ignorando as outras, acabamos por esquecer do tabaco quando associamos adolescentes com drogas. Vivemos numa sociedade de usuários de drogas. Então, a maior probabilidade é que o jovem vai, mais cedo ou mais tarde, se deparar com o cigarro e experimentá-lo. A boa notícia é que existem fatores de proteção que diminuem as chances de que os jovens se tornem viciados.

Caso já esteja no meio de uma séria discussão a respeito de cigarro, quanto mais criar alvoroço, mais o adolescente vai fincar pé. Explique as razões para desaprovar o cigarro e lembre-se de que tem o direito de ter uma casa sem fumaça. O fumante passivo sofre sérios riscos de saúde. Em última análise, se o jovem decidir que vai fumar, então a escolha é dele e ele deve agüentar as conseqüências. O papel dos pais é deixar claro que o filho optou por fumar sabendo dos riscos. Se for criada uma situação de conflito entre vocês por conta do cigarro, é possível que isso os impeça de conversarem sobre outros assuntos da vida dele. Às vezes é preferível fazer certas concessões, como permitir que fume numa área específica do jardim.

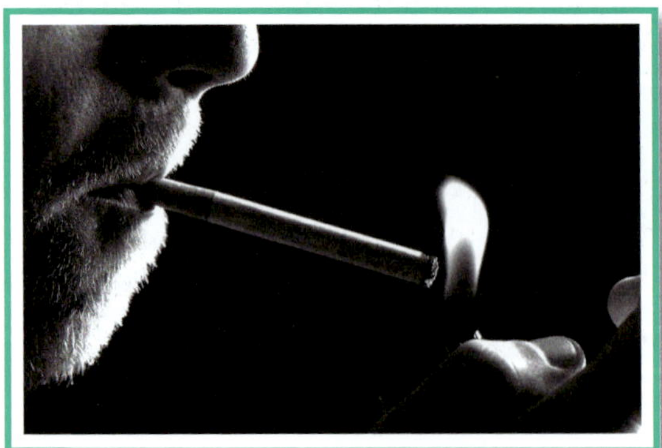

Verdades sobre o fumo

- Produz dependência física e psíquica e contém substâncias nocivas à saúde. Resumindo, pode levar à morte. Já matou milhões.

- Pode funcionar como "via de acesso a drogas", ou o primeiro passo para o uso de outras drogas, como a maconha.
- Embora os pais se preocupem com ecstasy, LSD, heroína e cocaína, deveriam saber que o tabaco é a única droga que mata um em cada três usuários.
- Em toda a Austrália, a porcentagem de fumantes entre os jovens de 16 anos é superior a 25%.
- O tabaco contém três substâncias principais: nicotina, alcatrão e monóxido de carbono.
- A nicotina, que causa a dependência, é uma substância química altamente tóxica que pode afetar os batimentos cardíacos, aumentar a pressão sangüínea e diminuir a circulação sangüínea. A nicotina é cinco vezes mais viciogênica que a heroína.
- O alcatrão é a parte do tabaco associada ao câncer.
- Há 43 substâncias cancerígenas no tabaco.
- O alcatrão é a substância que mais contribui para doenças respiratórias, atingindo os alvéolos pulmonares.
- Altos índices do gás tóxico monóxido de carbono são encontrados no sangue de fumantes.
- O monóxido de carbono aumenta o risco de se contrair problemas circulatórios, tais como endurecimento das artérias e doenças coronarianas.
- Mais de 600 substâncias podem ser legalmente adicionadas aos produtos derivados do tabaco, tais como extrato de café, açúcar, baunilha e cacau.
- O cacau, quando queimado no cigarro, produz gás bromo que dilata as vias respiratórias, aumentando a capacidade do corpo de absorver nicotina. Muito depressa os fumantes ficam dependentes da nicotina.
- Um jovem que começa a fumar aos 14 anos está cinco vezes mais sujeito a morrer de câncer pulmonar do que alguém que começa a fumar aos 24, e tem 15 vezes mais chances de morrer de câncer pulmonar do que alguém que nunca fumou.

COMPUTADORES E TELEVISÃO

Pergunta: – Meu filho adolescente está viciado em Internet e jogos de computador. Televisão é também um grave problema. O que posso fazer?

Resposta: – Os pais não deveriam ficar com medo de impor limites, qualquer que seja o comportamento do adolescente. Entretanto, é aconselhável já ter refletido sobre os motivos dos limites. Se, por exemplo, os deveres de casa estão sendo relegados, então estabeleça um limite de tempo para navegar na Internet, brincar com jogos eletrônicos e assistir à televisão. Outro motivo para estabelecer limites é que, por conta dessas atividades, ele anda sumido da família. Esquematize um horário em que presume que a família sempre vai estar junta. Os adolescentes estão sempre dizendo que é muito importante fazer as refeições com a família. Talvez leve algum tempo para realinhar esse e outros rituais familiares, devido a outras ocupações. Não é boa idéia proibir "interesse pela Internet", pois os adolescentes ficam furiosos com qualquer tipo de proibição. Uma alternativa é chegar a um entendimento sobre o tempo gasto naquelas atividades. Lembre-se de todos os conselhos sobre escutar e respeitar as opiniões do adolescente e seja positivo e equilibrado.

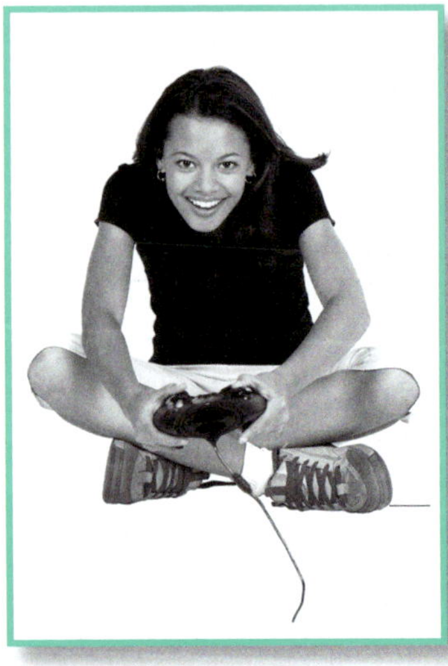

A televisão invade o lar

- Os jovens assistem de três a quatro horas de televisão por dia.
- As crianças passam 35 horas por semana assistindo à televisão e brincando com jogos eletrônicos.
- Aos 18 anos, vão ter passado, no mínimo, sete anos na frente da televisão!
- Nos dias de hoje, muitas crianças passam mais tempo diante da televisão do que na sala de aula.

- Uma criança padrão vai ver 8.000 assassinatos e 100.000 outros atos de violência na tela, nos primeiros dez anos de vida.
- A incidência de obesidade entre as crianças mais que duplicou em menos de uma geração e aquelas que mais assistem à televisão apresentam os maiores índices de obesidade!

Os jovens, os computadores e a televisão

Os programas de televisão e jogos de computador mais populares entre os jovens apresentam alto nível de violência. As pesquisas indicam claramente que a exposição continuada a qualquer tipo de violência pode estimular a agressão. A exposição excessiva a cenas violentas pode levar o jovem a se tornar "imune" ao horror da violência e mesmo a vê-la, por vezes, como meio de resolver problemas.

Arranje tempo para sentar-se ao lado do filho enquanto assiste à televisão ou navega pela Internet. Se começar um programa que não seja adequado, os pais têm de mudar de programa e explicar cuidadosamente porque não é apropriado. A reação mais comum vai ser: "Os pais de todo mundo deixam!". O que não é a pura verdade, mas não vale a pena dizer isso. Simplesmente ignore a reclamação e justifique sua posição dizendo que se importa muito com ele e por isso não vai permitir que assista a um programa tão impróprio. Diga que você também acha o programa ofensivo e tem certeza de que a família merece coisa melhor. Existem excelentes programas para adolescentes, e é uma boa oportunidade para os pais mostrarem o quanto se interessam pelo mundo deles, conversando sobre assuntos abordados em programas especiais.

Os adolescentes não estão a salvo na Internet. Avise-os de que existem sites que não são adequados e dos possíveis riscos de participação em bate-papo *on line*. Seja verdadeiro e explique que confia nele, mas fica preocupado que algumas pessoas de mau caráter estejam freqüentando esses sites.

Algumas famílias resolveram colocar o computador na sala de jantar ou de estar, sobretudo quando as crianças são pequenas. Isso permite aos pais fiscalizarem quais sites estão sendo acessados e estabelecerem restrições antes do início da adolescência. Nunca é tarde demais para falar das suas expectativas e temores. Demonstre a seu filho o quanto ele é importante e o tanto que se preocupa com ele.

A boas novas sobre computadores e Internet

Muitos jovens se sentem mais à vontade com as novidades tecnológicas do que os pais. Cresceram num mundo de alta tecnologia e na grande maioria não sentem nenhuma dificuldade em transitar pelas novidades. Mesmo os mais novos adoram mostrar aos pais como são espertos ao lidar com os avanços tecnológicos. Os pais podem tirar proveito da situação porque os jovens adoram mostrar que, por fim, sabem mais que os pais. De repente vira-se a mesa e são eles os professores. Permita ao jovem ensinar-lhe a fazer algo que para eles é bem fácil. É uma boa maneira de incentivar a autoconfiança, ao mesmo tempo que abre caminho para uma futura aproximação quando os jovens precisarem da sua ajuda ou conselho.

Gênio tecnológico em casa

É uma experiência e tanto ver nosso filho dando uma ajuda ao Geoff, meu marido, e a mim, com incrível habilidade tecnológica. Estou sempre dizendo: "Oi, Mark, pode ver o que está acontecendo com o computador?". E ele responde: "Tudo bem, mãe. Não se preocupe, vou consertá-lo". E tem apenas sete anos. Dizemos sempre que é um gênio: "É incrível". Tentamos dar nosso apoio a tudo pelo que ele se interesse.

Sarah

Arrumando a bagunça

Pergunta: – Como conseguir que meu filho mantenha o quarto arrumado?

Resposta: – Ainda que existam outros assuntos mais importantes que demandam sua atenção, em geral são as coisas pequenas que

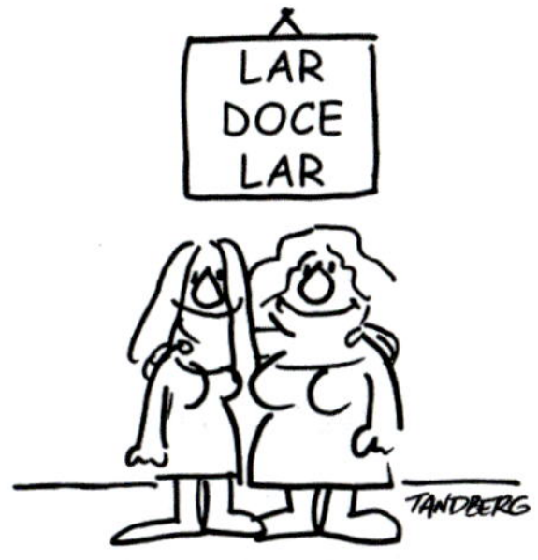

absolutamente o tiram do sério, sobretudo quando são numerosas. Vamos expandir a pergunta para alcançar todas as condutas que você gostaria que fossem alteradas.

Com toda tranqüilidade, explique por que não quer que determinada conduta se repita e que castigos serão aplicados em caso de desobediência. É imprescindível que as punições sejam justas e que tenham correlação com o "crime". Tanto quanto possível, explique tudo de forma positiva. Vale a pena avisar primeiro e, então, ser bem claro quanto às exigências futuras.

Aqui estão listados alguns exemplos de castigos:

Situação	Castigo
Esquece de ligar o despertador.	Perde a hora, chega atrasado no colégio.
Não estuda.	É reprovado. Os divertimentos são cortados.
Chega atrasado para jantar.	A comida está fria ou não há nada mais para comer.
Não cuida da roupa.	Não tem roupa limpa até que passe a cuidar dela.
Não devolve na data o livro da biblioteca.	Usa o próprio dinheiro para pagar a multa.
Não volta para casa na hora combinada.	Fica proibido de usar o carro ou de assistir à televisão.

Usa palavras grosseiras.	Fica proibido de falar ao telefone naquele dia.
Larga coisas pela casa.	As coisas são confiscadas por uma semana.
Não cumpre com as obrigações diárias.	Nenhuma carona até que sejam cumpridas.

Justiça seja feita

Um aluno muito desestimulado contou-me que os pais o haviam colocado de castigo por ***um ano***. Não perguntei o que havia feito de errado para receber tamanha punição, mas o que primeiro me veio à mente foi que o período de um ano deveria significar uma eternidade para ele. Depois fiquei imaginando, e não sem alguma preocupação, que esse garoto insatisfeito freqüentaria minhas aulas até o final do ano. Era óbvio que ele havia tomado a decisão de ***não*** fazer nada no colégio e se o humor dele, durante as aulas, me incomodava, nem queria pensar como não seria o ambiente dentro de casa. Quando afinal resolveu conversar, já se haviam passado três meses do "castigo". As coisas iam de mal a pior! Sugeri que estudasse muito e fizesse com que os pais ficassem orgulhosos dele. Será que ele já havia pensado em conversar com os pais sobre como estava se sentindo?

"De jeito algum!", respondeu. E continuou: "Eles são sempre assim. Nunca mudam depois que tomam uma decisão! Estou cheio disso!".

Esse jovem associava castigo a uma declaração de guerra, e a raiva pode transformar os jovens em estrategistas militares extremamente perspicazes. Infelizmente, as perdas de uma guerra como essa seriam a sanidade mental do pais, o relacionamento e a felicidade da família como um todo. Na condição de adultos, às vezes impingimos um castigo num ímpeto de raiva e, mais tarde, nos arrependemos de ter sido tão duros. É preciso muita coragem e força de vontade para voltar atrás com um adolescente, discutir os acontecimentos e reduzir a "pena" para uma mais justa. É uma atitude que representa força e não fraqueza, e a maioria dos jovens vai bem depressa reconhecer que agora foi aplicada justiça e reagir muito bem.

Erin

Não devemos fazer concessões por medo. Mas não tenhamos medo de fazer concessões.
John F. Kennedy

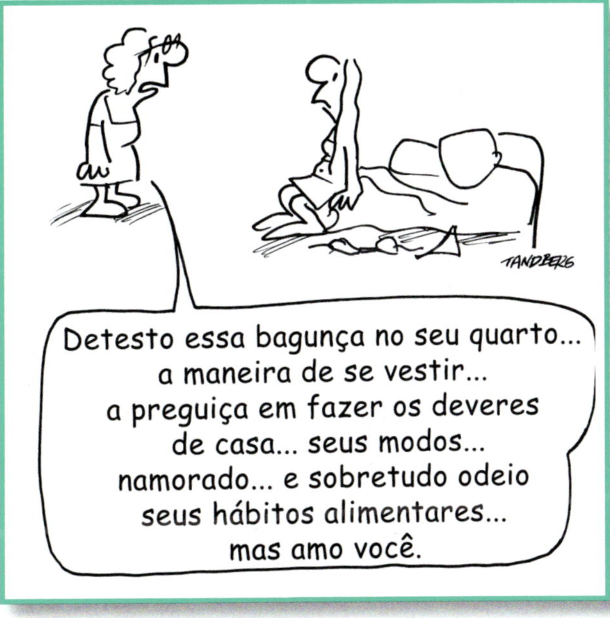
TANDBERG
Detesto essa bagunça no seu quarto... a maneira de se vestir... a preguiça em fazer os deveres de casa... seus modos... namorado... e sobretudo odeio seus hábitos alimentares... mas amo você.

Piercings

Pergunta: – O que fazer para que meu filho pare de colocar *piercings* por todas as partes concebíveis do corpo?

Resposta: – Nos últimos anos assistimos a um surto crescente de jovens que inserem pedaços de metal nas mais diferentes partes do corpo. Os pais precisam explicar suas preocupações aos filhos. Já há evidência suficiente de que os *piercings* representam risco em potencial. Os médicos são unânimes ao informar sobre os riscos de infecção, mesmo quando o *piercing* é colocado por especialistas. Para

Então meus pais finalmente se deram conta de que eu fora seqüestrado e tomaram providências imediatas: alugaram o meu quarto.
Woody Allen

economizar dinheiro, alguns adolescentes resolvem colocar *piercings* uns nos outros ou vão a pessoas não habilitadas. Se não forem usadas as técnicas corretas de esterilização, os jovens correm risco de contrair doenças, de uma simples infecção até hepatite e mesmo AIDS.

Briga entre irmãos

Pergunta: – O que fazer para que meus filhos parem de brigar?

Resposta: – É um problema comum. Os adolescentes, embora incrivelmente sensíveis a qualquer olhar em sua direção, se envolvem em brigas terríveis a fim de chamar a atenção dos pais. A rivalidade entre irmãos normalmente decorre da competição para ver quem recebe mais atenção. As brigas são também uma oportunidade para descarregar mágoas passadas.

Custe o que custar, os pais devem evitar tomar partido. O momento de oferecer apoio a uma das crianças é na privacidade com cada uma delas. Fazer comparações e rotular os filhos provocam ressentimentos e insegurança. Muitas vezes, sem querer, os pais comparam os filhos, dizendo coisas como: "Sua irmã nunca falou comigo desse jeito" ou "Por que não pode fazer o dever logo de uma vez, igual ao seu irmão?". Declarações que comparam apenas servem para despertar inveja e animosidade contra o irmão "que anda na linha". Cada filho deve ser tratado como um indivíduo especial e receber o tipo de atenção que lhe seja apropriado.

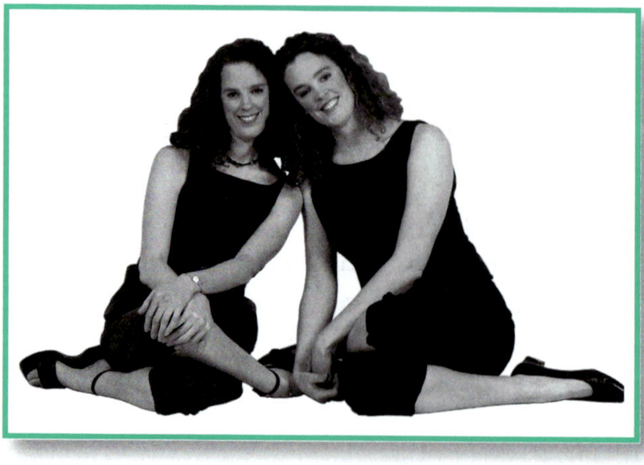

Tanto quanto possível, permita que os filhos resolvam seus próprios problemas. A menos que um esteja machucado, os pais não devem interferir. Mas caso seja necessário intervir, permaneça imparcial. Não condene um e absolva o outro.

Como lidar com as brigas

- Antes de mais nada, fale com cada filho em particular para identificar quais os sentimentos e posições frente ao problema. Ouça com atenção para apurar os fatos concretos. Embora haja sempre dois lados, ou três lados, de uma história, o importante é terminar com a briga. Chame todo mundo para uma conversa em conjunto depois de ter ouvido cada um em separado, para que compreendam que esse é um assunto que atinge toda a família. Explique que a briga deve terminar porque está perturbando todo mundo e a "norma" da casa é o respeito mútuo.
- Faça declarações curtas e de efeito: "Não vou permitir que uma pessoa que amo agrida outra que também amo!".
- Evite perguntar: "Quem começou?". Essa pergunta é sempre respondida aos gritos, uma grande confusão, porque pressupõe que um dos filhos seja culpado, e o outro, inocente. Via de regra, não existe irmão inocente.

Crianças e fecho ecler não funcionam na base da força... só de vez em quando.
Katharine Whitehorn

- Encontre um tempo em que todos estejam "de bem", para trocar idéias com os filhos, explicando que não lhe agrada se envolver nas discussões entre eles. Afirme que tem certeza de que são capazes de resolver seus próprios problemas. As crianças são capazes de propor soluções surpreendentes!

Agressão física ou verbal

Pergunta: – Como proteger meu filho das agressões físicas ou verbais?

Resposta: – Todos os pais querem proteger os filhos. Se eles se sentem valorizados, amados e conectados à família, esses são poderosos fatores de proteção. Jovens que experimentam níveis de segurança e de aprovação em casa estão protegidos, porque sua auto-imagem não depende exclusivamente da opinião dos colegas. Estão como que abrigados, por uma camada de espuma ou isolamento térmico, dos funestos efeitos da agressão dos colegas. Se o adolescente for suficientemente seguro para contar que está sendo agredido física ou verbalmente, não vai ter de lidar com isso sozinho. Infelizmente, a maioria dos jovens não tem coragem de contar para os pais, porque eles se sentem envergonhados com a situação. Fique atento aos sinais de comportamento atípico, que podem indicar que eles estão sendo agredidos física ou verbalmente.

A agressão se compõe de atos repetitivos de opressão física, verbal ou psicológica por uma outra pessoa mais forte ou por um grupo. Na agressão sempre há desequilíbrio de poder. A vítima das agressões pode ficar ansiosa, insegura, sentir baixa auto-estima, ter problemas de sono, incontinência urinária, tristeza, dores de cabeça e dores abdominais.

O que os pais podem dizer ou fazer quando descobrem que o filho está sendo agredido? Mandar o jovem revidar normalmente piora a situação. O antigo conselho da vovó de virar as costas e não dar ao valentão o prazer da reação só funciona em algumas situações. Não se deve subestimar o nível das dificuldades. A agressão física ou verbal pode se tornar uma experiência traumática, capaz de derrubar até o adolescente mais autoconfiante. Se o jovem tentar se manter alheio à agressão, mas a situação não melhorar, é necessário entrar em contato com o colégio.

Os pais devem insistir para que os filhos tomem posição contra atos de valentia e avisem imediatamente. É importante que os pais não definam como corriqueiro o que aconteceu. Situações que não afetam um adulto, podem representar problemas terríveis para os adolescentes. Eles precisam desesperadamente participar do espírito de grupo e serem aceitos pelos colegas. Ser ridicularizado e rejeitado pode se transformar numa experiência excepcionalmente traumática para o adolescente. Muitos colégios têm regras severas para proteger os alunos e para lidar com os valentões. Os pais podem igualmente ajudar os filhos ao proporcionar-lhes convívio social fora do ambiente escolar. Isso vai aumentar a autoconfiança e firmar e garantir que haja um grupo de amigos onde o jovem se sinta aceito.

Igualmente preocupante para os pais é descobrir que ***o filho*** é o valentão. Os adolescentes costumam copiar os comportamentos aos quais são expostos. Pais que demonstram respeito mútuo e têm capacidade de resolver os conflitos de maneira não agressiva estão ensinando os filhos a se relacionarem socialmente. Pais que educam pelo medo estão, eles mesmos, sendo os agressores. Se o jovem percebe que não tem nenhum poder em casa e passa a buscar inconscientemente um certo equilíbrio para a situação, acaba encontrando na agressividade a sensação de poder que lhe falta. Repetindo, a fórmula mágica para reduzir as chances de seu filho se tornar um brutamontes é fazê-lo sentir-se seguro, valorizado, uma pessoa cujas opiniões são levadas à sério.

ENFRENTANDO A AGRESSÃO FÍSICA OU VERBAL

Uma jovem veio ter comigo depois de suportar três anos de agressão verbal, física e emocional. Havia levado chutes e fora agredida no corredor do colégio. Como se não bastasse, fizeram correr boatos a seu respeito, era chamada por palavrões e até mesmo recebera ameaça de morte via e-mail. Quando afinal veio me ver, sofria de depressão profunda. Estava praticando o autoflajelo voluntário, tinha instintos suicidas e se recusava a ir ao colégio. “Alice” jamais havia contado a quem quer que fosse sobre tudo isso durante muitos anos e procurava resolver o problema sozinha. Foi um erro. Os valentões se aproveitaram do silêncio de “Alice” que, inconscientemente, deu margem para que os vexames se intensificassem até alcançarem terríveis proporções.

De início, a maior dificuldade foi convencer “Alice” a não acreditar nas mentiras que os agressores diziam a seu respeito. Por anos, a auto-estima fora sendo destruída, com conseqüências para todos os outros aspectos da vida. Era necessário recompor o amor próprio e ajudá-la a comunicar-se com mais firmeza. Foi preciso muito tempo para ensinar-lhe certas estratégias, tais como pedir com toda calma e firmeza que os valentões repetissem o que haviam dito, que era uma forma de minar a força que tinham. Armada com essas estratégias, estava mais bem preparada para encarar a agressão. Também foi-lhe sugerido procurar fazer amigos fora do colégio. Ela se matriculou num curso de teatro, no qual encontrou amigos que a apoiaram e eram muito divertidos.

Muitos pais se perguntam se deviam trocar de colégio, caso seus filhos estejam sofrendo agressão física ou verbal. Se o colégio tiver sido informado a respeito por diversas vezes, mas as agressões continuam sem interrupção, então deixar o adolescente naquele estabelecimento é insensato e perigoso. Os alunos que agridem precisam igualmente de ajuda para mudar o comportamento. Medidas eficazes devem envolver pais, alunos e colégio trabalhando juntos para criar normas e regulamentos efetivos. A agressão física ou verbal é muito danosa para que sua continuidade seja permitida.

Michael

Sinais de agressão física ou verbal

- Alteração de humor: o jovem fica irritado, agressivo, deprimido e preocupado.
- Começam a faltar peças de roupa e livros.
- Aparecem feridas e manchas roxas pelo corpo.
- Não quer falar sobre o colégio e quase sempre está "indisposto" e não quer ir às aulas.
- De repente, quer ser levado de carro para o colégio, em vez de usar transporte público.
- Apresenta menor rendimento escolar.
- Não se interessa mais pelos *hobbies* prediletos.
- Mostra dificuldade para dormir, falta de concentração e aparenta muito cansaço.
- Passa, de uma hora para outra, a ficar muito tempo sozinho e se nega a fazer coisas de que gostava com a família.

Verdades sobre a agressão e os agressores

- A agressão física ou verbal pode resultar em depressão, condutas destrutivas e até suicídio.

- Os jovens que sofrem agressão física ou verbal estão mais sujeitos à depressão do que os demais.
- Os agressores são, na maioria, pessoas muito deprimidas, que encobrem essa situação com irritabilidade e agressividade desvairadas. Os que estão em volta deles "levam a pior".
- Ao se cuidar da depressão pela qual os agressores estão passando, muitas vezes cura-se a agressividade contra os outros
- Quando os pais perceberem que o filho é um agressor, devem procurar aconselhamento profissional, pois é uma característica normalmente encontrada em jovens muito tristes.

SEPARAÇÃO E DIVÓRCIO

Pergunta: – Estou no meio de um divórcio e tenho preocupações acerca do impacto que isso pode causar nas crianças. Há maneiras de minimizar o choque?

Resposta: – É necessário assegurar aos filhos que eles não são culpados pela separação. O jovens, especialmente os pré-adolescentes, acreditam que são de alguma forma responsáveis pela separação dos pais. É muito raro que consigam verbalizar esse sentimento de culpa que tende a acompanhá-los por longo período. Para evitar uma culpa indevida, recomenda-se aos pais conversarem sobre o assunto antes de concretizada a separação. Uma simples explicação, garantindo que os motivos da separação não têm nada a ver com o jovem, quase sempre é o bastante.

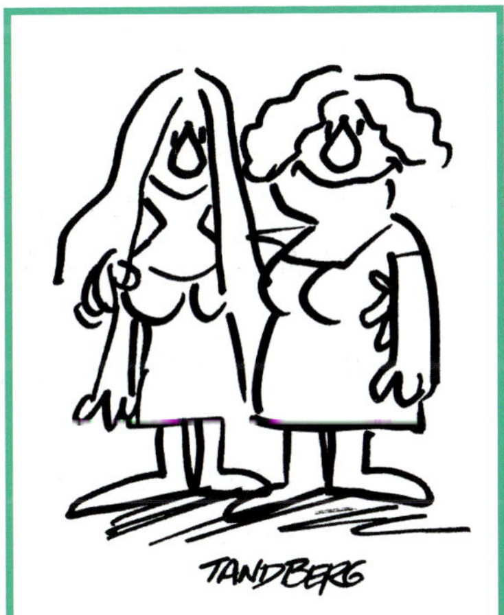

O divórcio implica muitas vezes morar em outra casa e mudar para um novo colégio. Significa que os jovens vão perder os amigos justamente numa época em que ter amigos é um fator primordial. Essa perda significativa vem se somar a outra que estão sentindo: a perda da antiga unidade familiar. Tanto quanto possível, devem ser tomadas providências para minimizar o afastamento do colégio, de forma a manter as amizades intactas. É uma época em que o adolescente vai precisar de todo o apoio dos amigos.

Os pais devem tranqüilizar as crianças, avisando que elas não serão divididas entre eles. Os jovens precisam ter certeza de que, embora os pais vão estar separados, isso não significa que irão perder o amor de nenhum deles. Os pais devem, a todo custo, se empenhar parar preservar nos filhos a sensação de estabilidade.

Quando há separação, os filhos não devem ser usados como mísseis na guerra entre os pais. O pior que pode acontecer a um adolescente é ver-se transformado em recheio de um malcheiroso sanduíche. Pedir aos jovens que tomem partido ou joguem um pai contra o outro são estratagemas comuns entre adultos magoados e muito sofridos. Tudo isso arrasa com os filhos. Envolvê-los no "lado sombrio" da separação só vem atrapalhar os esforços que os adolescentes estão fazendo para firmar uma identidade própria, além de trazer incontáveis prejuízos emocionais.

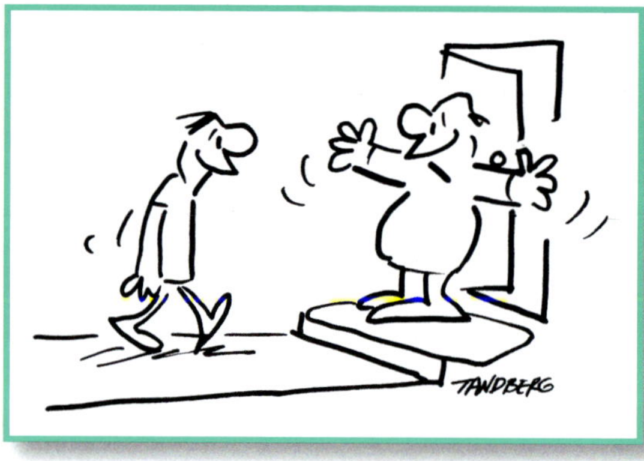

Recheio de sanduíche

Atendi a um jovem no consultório que havia ficado entre dois fogos na guerra dos pais. No espaço de poucos anos, passou de um menino esperto, inteligente e obediente para um jovem violento, provocador e usuário de drogas ilícitas. Enquanto a batalha paterna retumbava em torno dele, visitou vários psicólogos e acabou sendo expulso do colégio. O padrão de distúrbios comportamentais que o adolescente apresenta serve de termômetro da desgraça familiar.

Michael

ESTÁ TUDO "NUMA BOA"

Tenho 15 anos, apesar de papai achar que estou beirando os 20. Meus pais são separados e embora a maior parte do tempo more com a mamãe, vejo papai praticamente todo dia. Sou muito ligado aos meus pais e, para surpresa de todo mundo, eles são amigos íntimos. Também tenho um irmão, James. Fora as brigas ocasionais, a gente se dá muito bem, apesar de ele ter apenas 12 anos. Estamos sempre juntos. Como já pode avaliar, acho que família é muito importante e espero que um dia tenha filhos e minha própria família.

Avançando no tempo, Lauren, agora aos 18, vem relatar: Tenho sorte de ter tido pais que me deram todo suporte e professores que serviram de exemplo: um pai que me ensinou que querer é poder e mamãe que me ensinou o auto-respeito, não dando chance que duvidasse de mim mesma ou do amor dela por mim. Meus pais não são perfeitos; entretanto incutiram em mim a certeza do meu próprio valor. Não tentaram fazer de mim a criança que eles gostariam de ter sido e propiciaram-me a liberdade de aprender com os próprios erros. Eles me deram o melhor dos presentes: a força de vontade.

Meu padrasto é também uma pessoa muito importante na minha vida. Deu espaço para que eu e meu irmão crescêssemos e queria que nos sentíssemos à vontade. Não faz muito tempo, escrevi num cartão de aniversário para ele que o amava pelo amor que ele tinha à minha mãe e pelo carinho com que trata meu irmão e a mim. Em resumo, toda criança quer apenas ser amada.

Lauren Traugott

OPINIÃO DE UM PADRASTO

Não é fácil ser padrasto quando os próprios filhos estão de olho em você. Uma questão permanente para mim é a culpa. Inacreditável. Vejo os enteados vivendo bem, tudo correndo na maior paz em casa, enquanto me pergunto como vão os meus filhos. Não é fácil. Sinto saudades. Por outro lado, os enteados também sentem a falta do pai. Estava decidido a não me envolver com meus enteados Lauren e James.

> *A maneira como as coisas aconteciam na minha casa não são necessariamente iguais à maneira como acontecem com a nova família. Um padrasto entra num ambiente já estabelecido: detalhes como quem põe a mesa, quem lava a louça. É um desafio. Trata-se de fundir opiniões e pontos de vista. Mas se tenho qualquer problema com os enteados, dirijo-me à mãe deles, não às crianças. Não fui chegando e dando ordens. É coisa que não se faz. Isso é importante. Ou a reação natural seria: "Você não é meu pai. Se manda". E eles nunca foram hostis comigo. São crianças superlegais. É preciso dar um tempo para todos se ajustarem. Não consigo imaginar outra forma. Acho que o segredo é ser paciente e deixar passar algumas coisas. Demanda tempo. Um bom tempo e muita paciência.*
>
> ***Steve***

Luto e perda

Pergunta: – Um dos amigos do meu filho adolescente morreu recentemente num acidente de carro. Ele se recusa a conversar a respeito e não sei que atitude tomar. O que devo fazer?

Resposta: – Se ele não quiser falar de imediato, dê-lhe o tempo de que precisa. O que se passa é que o adolescente está sofrendo, e é saudável sentir pesar pela morte de alguém. Alguns jovens escamoteiam os sentimentos durante um tempo porque não sabem como lidar com a morte. Em geral, vão conversar a respeito depois de passado algum tempo. É bom dar uma atenção extra ao jovem que teve um revés tão sério como a perda de um amigo. Quando os pais sentirem que está na hora de trocar idéias sobre o que aconteceu, é imprescindível entender os sentimentos do filho. É normal que o jovem apresente comportamento instável e que sinta tristeza ou raiva durante o período de luto.

Embora a morte de um amigo ou familiar seja reconhecidamente tida como um terrível acontecimento na vida do jovem, por vezes eles experimentam outras perdas que, embora passem despercebidas aos adultos, podem afetá-los bastante. Um adolescente que vivencia uma ou mais perdas corre o risco de cair em depressão se os pais não o ajudarem a falar sobre o que aconteceu. Embora alguns desses acontecimentos sejam corriqueiros para os adultos, para os jovens podem ser terrivelmente dolorosos e considerados como verdadeiras perdas no sentido exato da palavra. Os pais têm a obrigação de assegurar ao filho que ele é parte importante da família e que é valorizado e respeitado.

Perdas capazes de comover um adolescente

- Perda da conexão com um grupo de amigos, por ter se mudado de escola, bairro, estado ou país.
- Saúde debilitada em virtude de doença.
- Doença de um parente.
- Separação dos pais com perda da unidade familiar.
- Término de namoro.
- Morte do animalzinho de estimação.
- Perda do emprego, o que afeta a autoconfiança.
- Desemprego dos pais, com a perda da sensação de segurança.
- Não consegue tirar notas boas no colégio e presume que vai perder a aprovação e o amor dos pais.
- Não consegue entrar numa determinada Faculdade, fica privado de realizar os planos e sonhos, e presume que vai perder a aprovação e o amor dos pais.

A melhor maneira de manter as crianças em casa é fazer com que o ambiente familiar seja agradável e deixar as emoções fluírem.
Dorothy Parker

Pais e Mães "solteiros"

Pergunta: – Sou pai solteiro e estou preocupado que isso possa trazer desvantagens para o meu filho adolescente. O que posso fazer para reparar a situação?

Resposta: – Pai nenhum deveria perder tempo sentindo-se culpado por ser quem é. Um filho pode ser educado corretamente por um pai ou mãe solteira, um avô ou avó, um irmão, duas mães, dois pais, um genitor e por padrasto. Desde que a fórmula culmine num ambiente seguro, em que haja confiança mútua e sobretudo amor, um jovem já tem uma casa e uma boa família. Os adolescentes saem prejudicados quando o ambiente familiar é infeliz. O importante é que se sintam protegidos e amados, o que talvez pressuponha viver com um dos pais, não com os dois.

Que alívio...

Meus pais se separaram este ano, e foi provavelmente a melhor saída para uma situação traumatizante e prolongada. Embora muitos pais acreditem que devam ficar juntos para o bem dos filhos, nem sempre é a melhor solução. No meu caso, meus pais estavam tendo brigas seríssimas por causa de mínimas coisas, e a lembrança daquelas noites em que eu era acordada por gritos e berros ainda me deixa triste. Meus pais achavam que seria prejudicial para os filhos caso se separassem e então fingiam que tudo estava bem. Mas crianças não são burras e sabem o que está acontecendo. Lembro-me de uma péssima fase, uns anos atrás, quando havia brigas quase toda noite, e eu ia dormir usando fones de ouvido. Assim, caso começasse uma briga, não iria escutar. Para mim foi um alívio não ser mais acordada a qualquer hora e ter de ouvir a Terceira Guerra Mundial. Agora, estou morando com mamãe. Minha vida é muito melhor, porque não mais preciso ficar preocupada com meus pais. Sinto que posso dar continuidade à minha vida.

Anushka, 18 anos

Mamãe é legal!

Lá em casa somos eu, meu irmão Angus e mamãe. Como é a mamãe? Legal. Gosta das mesmas músicas que nós e saímos todos juntos. Se tenho um dia livre no colégio, a gente vai ao shopping ou a um restaurante. Se está passando um filme a que queremos assistir, mamãe nos leva na noite de estréia e depois vamos jantar fora. Ela sacrificou tudo por nós. Ajuda-nos quando estamos numa fase ruim e está presente nas boas. Mamãe sempre apóia tudo o que fazemos e o que não queremos fazer. Meu irmão e eu somos muito gratos por termos uma mãe maravilhosa, divertida e que nos ama. Mamãe, a gente ama você. Você é o máximo.

Tegan McLaren, 15 anos

Opiniões de uma mãe solteira

Educar duas crianças praticamente sozinha, durante os últimos seis anos, foi na verdade um grande desafio. Tenho profundos sentimentos de culpa porque não posso dar as coisas que em outras circunstâncias elas poderiam ou deveriam ter. Disso resultou que as crianças são muito mais auto-suficientes, por falta mesmo de outra alternativa.

Sempre vi meus filhos, em primeiro lugar, como pessoas. Quando os bebês nascem, a gente fica pensando que serão nossos para sempre. Eles crescem, claro, e muito depressa. Uma das coisas mais valiosas que posso dar aos filhos é a independência. É extremamente difícil deixá-los ir, permitir que façam coisas que possam magoá-los. Deixá-los ir e ao mesmo tempo ainda mantê-los protegidos é como fazer uma espécie de malabarismo. Algumas coisas não há como ensinar, eles precisam aprender por si mesmos. Para mim, conselhos são "guias", não "crença". Isso faz com que as crianças se tornem mais responsáveis pelas próprias decisões e conseqüências. Nunca dei muito crédito aos chavões: "Respeite os mais velhos" ou "Porque eu falei e está falado!". Respeito mútuo é o segredo. Fico espantada com os modos horrrendos como às vezes nos dirigimos às pessoas mais importantes das nossas vidas, nossos filhos, embora estejamos dispostos a ser corteses com pessoas estranhas. Quando escuto o que as crianças falam, estou qualificada para ser ouvida. Não parece fácil? Quisera que fosse fácil!

Agora que são adolescentes de 15 e 17 anos, a função parental de educar tem sido uma das coisas mais difíceis e frustrantes que já fiz. Claro que também significa a coisa mais gratificante e espetacular que já fiz. Às vezes temos desavenças terríveis, com gritaria, berros e portas batendo. Puxa, que comunicação! Nossos melhores momentos, entretanto, são os fins de semana em que " vegetamos diante da telinha". A gente só sai de casa para apanhar mais filmes ou comida "fast food", normalmente os dois. A gente fica jogado pela casa naqueles pijamas mais que surrados, assistindo aos filmes prediletos inúmeras vezes. Não precisamos falar muito, sobretudo durante os filmes. A gente se diverte demais juntos.

Com toda honestidade, posso dizer que adoro meus filhos. Gosto da companhia deles e acho que conversamos abertamente sobre tudo e somos honestos. Não sou ingênua e sei que meus filhos vão fazer coisas de que não gosto ou que desaprovo. Mas, sinceramente, espero que pelo menos estejam preparados e possam tomar decisões criteriosas que lhes permitam viver felizes, saudáveis e realizados.

Dale McConchie

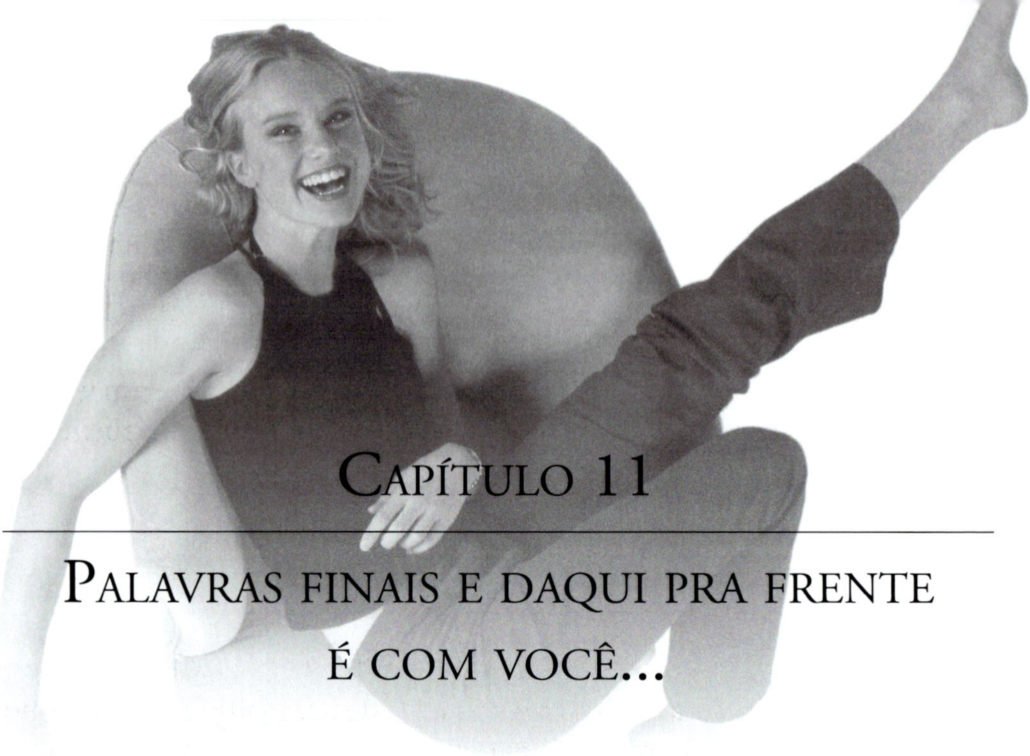

CAPÍTULO 11

PALAVRAS FINAIS E DAQUI PRA FRENTE É COM VOCÊ...

No final das contas, o que importa mesmo é o amor.

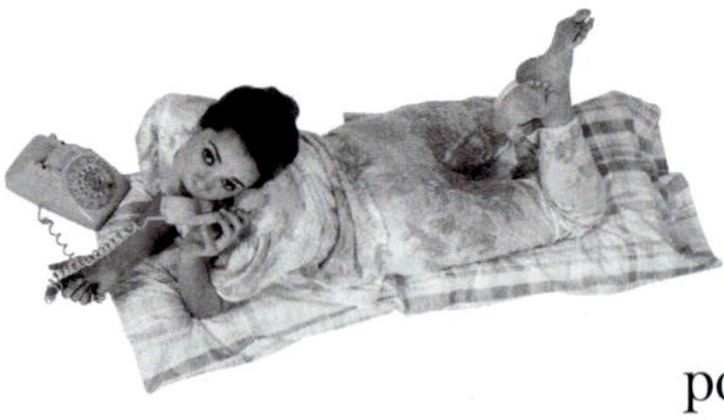

Trocando em miúdos, os pais querem que os filhos sejam felizes, que tenham capacidade para superar situações adversas, de dar a volta por cima, de viver integralmente uma vida plena em realizações.

Só uma coisa supera anos de experiência: ser um adolescente de 16 anos.
Raymond Duncan

O QUE DÁ AO JOVEM A CAPACIDADE DE RECUPERAÇÃO E RESISTÊNCIA?

Por muitos anos, os psicólogos analisaram adolescentes que tinham tudo para dar errado e, todavia, venceram apesar das adversidades. Emergiram mais fortes, confiantes, não obstante virem de lares carentes, países devastados por guerra ou de comunidades infestadas de bandidos e criminosos.

Como é possível? Esses jovens têm algumas características em comum:

- conheceram uma pessoa que transformaram em modelo identificatório. Pode ter sido um professor, vizinho, o treinador do time ou um parente;
- são perseverantes e possuem capacidade de aprender com os erros; sabem dar a volta por cima;
- acreditam que existe um significado e uma razão para estarem vivos;
- construíram uma espécie de "nichos de competência": sabem que são competentes em determinados segmentos.

Como garantir que seu filho possua tais competências?

Modelo identificatório

Dê toda força para que o filho participe de atividades extraclasse no colégio, ou fora dele, em que tenha a oportunidade de encontrar pessoas que lhe sirvam de modelo.

Perseverança e capacidade de aprender com os erros

Esses ensinamentos devem ser passados desde cedo. Muitas crianças vão ter de lutar, seja para aprender a jogar e pegar uma bola, usar garfo e faca, ou aprender o alfabeto. É preciso paciência por parte dos pais, sempre ensinando que o importante é tentar. Em geral as crianças têm seu desenvolvimento prejudicado quando as mensagens que lhes chegam são: "Você não é bom o bastante... Estou desapontado..."; ou pior ainda: "Não dá para confiar que vai fazer uma coisa certa". Mensagens assim incentivam as crianças a desistir e a evitar fazer qualquer coisa por conta do medo de fracassar. As crianças precisam ter a certeza de que o amor dos pais independe do nível de sucesso ou realização.

Crença de que existe um significado e uma razão para estarem vivos

Isso tem de ser mostrado em um milhão de diferentes modos. Os jovens se dão conta de que a vida deles tem significado e objetivo quando os pais se dispõem a participar da vida deles e a valorizar suas conquistas. Importante frisar que o jovem não deve ser pressionado para ser "o melhor" nadador, dançarino, jogador de futebol, atleta de corrida, nem o melhor aluno de matemática. Os pais precisam fazer com que o adolescente se sinta orgulhoso de si e confiante de que é parte insubstituível da família. O fortalecimento da sensação de conexão familiar dá ao jovem a verdadeira sensação de que é valorizado no seio da família.

Reforce a idéia de que são competentes em determinados segmentos

Desde bem cedo, os pais devem ajudar o filho a desenvolver interesses e habilidades. Todo mundo sabe e gosta de fazer determinada coisa, não necessariamente restrita a bons resultados escolares. Os pais precisam passar para o adolescente que nem tudo se resume a rendimento escolar. Um engajamento válido é aquele que transmite a sensação de realização. O segredo é encontrar o caminho e dar ao jovem elogios sinceros.

O fundamental para a felicidade e capacidade de recuperação do adolescente é o sentimento integral de conexão com a família, amigos e colégio. Os pais precisam tranqüilizar o filho, dizendo que ele:

- está protegido;
- é amado;
- é valorizado;
- é ouvido.

Capacidade de recuperação: atributo familiar

Nas duas últimas décadas, muitas pesquisas procuraram identificar a fórmula mágica da capacidade de resistência como um atributo familiar. Estamos tratando daqueles elementos que contribuem para o bem-estar, valorização pessoal e felicidade dos membros de uma família. Essas descobertas são de suma importância para os pais de adolescentes.

Um dos pesquisadores identificou três características da capacidade de recuperação de uma família: ***coesão, flexibilidade*** e ***comunicação***.

Um outro projeto de pesquisa tomou a iniciativa de identificar quais as qualidades específicas que os próprios membros da família viam como necessárias ao desenvolvimento da característica de resistência como atributo familiar. Noventa e oito por cento dos pesquisados concordaram que alguns princípios eram as próprias declarações das ***famílias resistentes***. Abaixo, suas declarações:

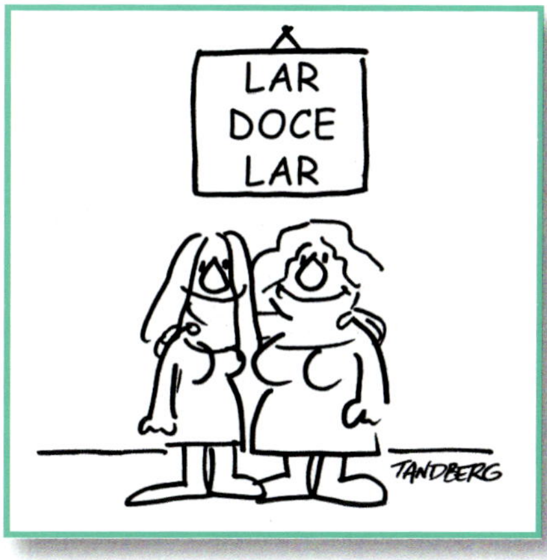

- temos fortes sentimentos de conexão entre nós;
- permitimos que cada um mostre o seu verdadeiro eu;
- divertimo-nos em fazer programas simples e baratos com a família;
- é fácil compartilhar valores e idéias;
- amamos uns aos outros;
- damos boas risadas juntos;
- ajudamo-nos uns aos outros com prazer.

Esclarecendo o papel de cada um

O adolescente não é:

- um escravo;
- uma criança;
- a realização dos sonhos e aspirações dos pais;
- o motivo a existência dos pais;
- um clone de um dos pais;
- uma criatura indefesa que precisa da atenção constante de um adulto;
- alguém que tem de ser dirigido com mão de ferro até que "cresça";
- um ser superior com direito a tudo que deseja;
- um criminoso que demanda contínua vigilância!
- um indivíduo incapaz de qualquer raciocínio; isto é, caso lhe fosse dada a chance de raciocinar.

Um pai não é:

- um escravo;
- um super-homem: tire uma folga quando precisar;
- um tirano, alguém que decide os amigos, roupas e a carreira do filho;
- um joguete impotente no redemoinho hormonal do filho adolescente: impor limites faz parte da função parental;
- um mágico. Nem sempre pode fazer, como que por encanto, que o filho adolescente adote suas crenças. Então, procure soluções em que ambos façam concessões;
- o culpado de todos os "pecados" dos filhos. Não importa o quanto se esforce, os filhos vão ter defeitos;
- um carcereiro. Imponha limites, mas trancafiar o filho será o mesmo que impedi-lo de experimentar a vida e aprender com os erros. Basta que você esteja lá quando "quebrarem a cara". Nada de gozação nem de falar: "Não lhe disse?";
- uma árvore que faz brotar dinheiro ou uma caixa bancária automática: é só apertar os botões corretos e lá vem dinheiro. A sugestão é promover a responsabilidade;
- um saco de pancadas, sejam físicas, emocionais ou verbais. Reforce o respeito mútuo;
- um zero à esquerda. Às vezes os pais merecem tirar uma folga, também. Você não é subproduto da vida do filho;
- um médico, psicólogo e orientador profissional. Primeiro escute o que seu filho tem a dizer e depois ouça os especialistas, sobretudo se as coisas não estão se encaixando, apesar de tudo que vem fazendo!

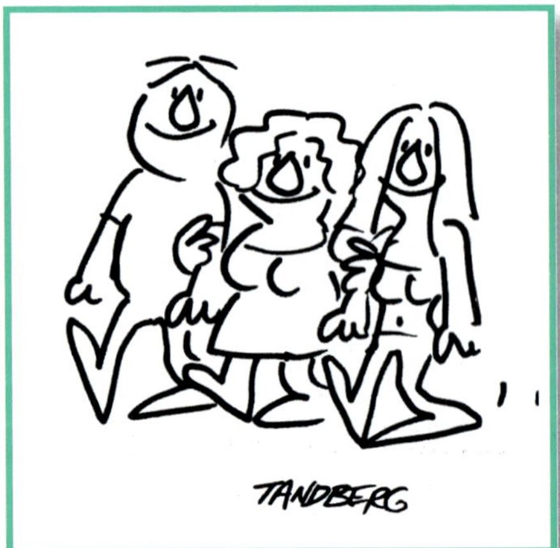

Acima de tudo o mais, os pais deveriam ser firmes quando estiver em jogo a segurança dos filhos adolescentes e estar cientes de tudo que se passa na vida deles. Depois? Relaxem e vejam a família crescer unida.

Dê boas-vindas às mudanças

Um dos aspectos mais complicados da função de educar, exercida pelos pais, é saber lidar com as perdas. Perda daquela garotinha ou menino que de repente cresceu. Não houve nem tempo para se preparar para a mudança. Talvez, então, a essência da boa educação paterna se resuma em "deixar ir". Deixar ir é terrivelmente difícil e durante um bom tempo traz um bocado de tristeza. É sentir saudades do que o filho foi um dia e ter de aprender a conviver com uma pessoa completamente nova.

Na verdade, os adolescentes crescem depressa demais. A boa nova é que sempre haverá espaço para os pais na vida dos filhos. Os pais jamais ficam obsoletos. E a melhor parte de tudo isso é ir descobrindo o que o jovem adulto pensa e sente a respeito das coisas da vida. É compartilhar esperanças e sonhos para o futuro.

Nossas últimas palavras

A função de educar os filhos, exercida pelos pais, não é uma ciência exata. Tanto pais como filhos são pessoas únicas, inconfundíveis e exclusivas. O melhor que se pode fazer é fazer o melhor que se pode. Tomara que algumas das reflexões e sugestões descritas neste livro consigam dar ajuda efetiva e provocar umas boas gargalhadas. Nunca menospreze o poder do riso, as vantagens do bom humor. Não vão faltar períodos difíceis, frustrantes, horas em que tudo parece estar fora do controle. Não se esqueça, porém, de que o amor conquista absolutamente tudo. Continue demonstrando amor incondicional, sobretudo nas horas mais difíceis, o que vai garantir que todos vão sobreviver, relativamente intactos, aos trancos da jornada de montanha russa que é a adolescência. No final das contas, o que importa mesmo é o amor. Tudo de bom para você!

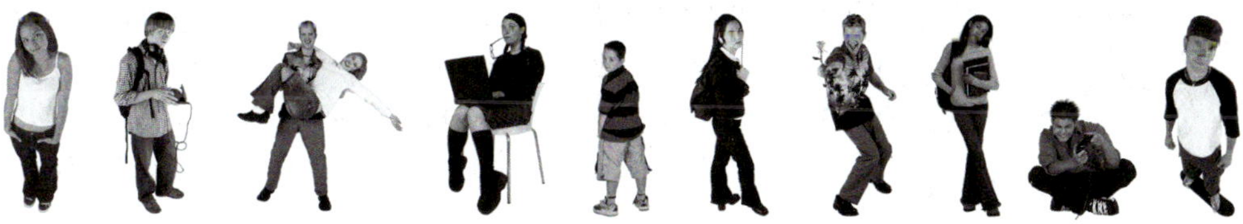

Agradecimentos

Gostaríamos de agradecer a todos os pais e jovens que nos deram a honra de participar de nossa vida profissional. De muitas maneiras, eles nos ensinaram tanto quanto esperamos ter sido capazes de retribuir-lhes. Agradecemos a Rex Finch, Sean Doyle e Bryony Cosgrove da Finch Publishing pelo inestimável apoio, idéias e fé neste livro.

O incrível medidor de humor

Muitos pais acham complicado conversar com os filhos durante a adolescência. O humor dos jovens é imprevisível: não raro, muitos e diferentes estados de espírito num único dia. Fica difícil para os pais saberem o que está acontecendo de verdade.

Para facilitar as coisas e ajudar na comunicação, incluímos neste livro um "medidor de humor". É uma forma divertida e bem fácil de estimular os jovens a informarem como vão indo emocionalmente. O medidor de humor pode ser o recurso que faltava para dar início ao diálogo num momento crucial.

Instruções de Uso

Corte os dois círculos que se encontram no final deste livro. Recorte a "janela" em um deles. Coloque o círculo que tem a janela sobre o outro e gire até que apareçam as diferentes emoções constantes do círculo que está por baixo. Pode selecionar "Estou me sentindo..." ou " Recado da hora" e divertir-se trocando de posição, como num jogo.

A vantagem desse recurso é que pode ser colocado na porta da geladeira, preso por ímãs ou na porta do quarto do filho, com um preguinho. O estado de espírito pode ser comunicado sem reservas. Claro que não substitui o tipo de comunicação carinhosa que advogamos neste livro, mas funciona maravilhosamente bem quando o relacionamento está meio desgastado e ninguém está a fim de conversar. E nunca é demais lembrar que, quando quiserem, os pais podem usar esse tipo de recurso entre eles. Bom proveito!

Michael e Erin

Estou me sentindo...

O INCRÍVEL MEDIDOR DE HUMOR

Especialmente criado para o livro *Criando adolescentes*
por Michael, Erin e Ron!

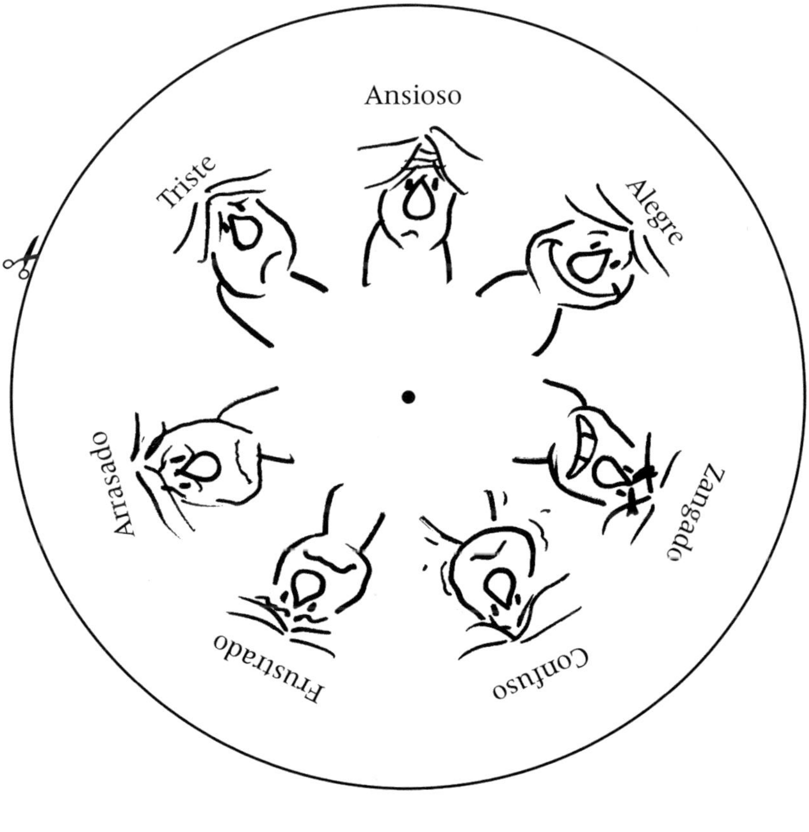

Recado da hora

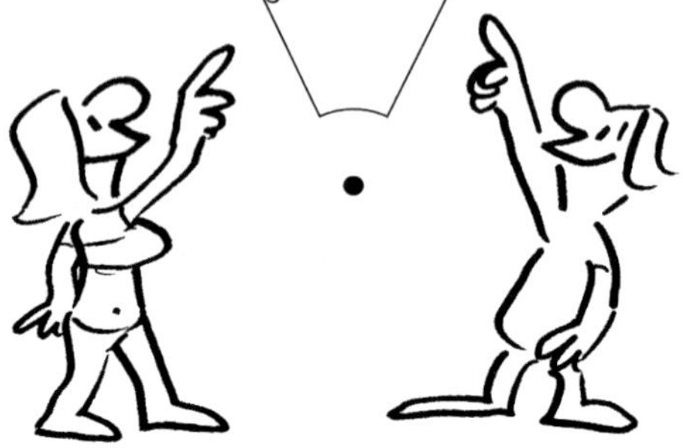

Especialmente criado para o livro *Criando adolescentes*
por Michael, Erin e Ron!

Desculpe, estou de saco cheio.

Não importa o que eu tenha feito, você ainda me ama!

Aceitam-se bússola e tudo mais que sirva de guia.

Entre e diga que sou demais!

Cuidado! Aproximação de alto risco: dia de ovo virado.

Volto já! A armadilha para idiotas está ligada!

Não perturbe! É pra valer!

Conheça também outros livros da FUNDAMENTO

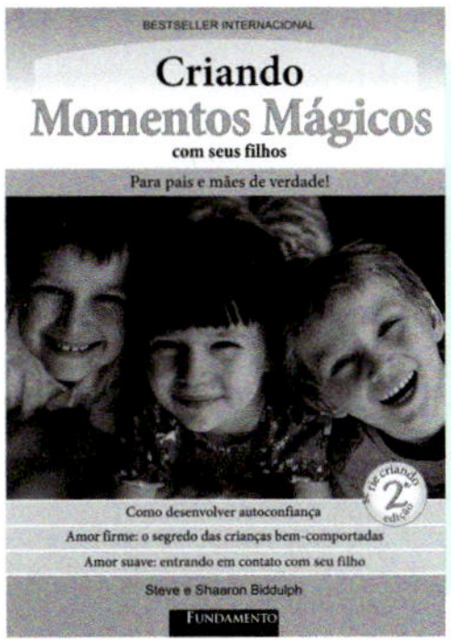

CRIANDO MOMENTOS MÁGICOS

Steve Biddulph

Um guia estimulante, envolvente e prático para pais e mães muito ocupados, mas comprometidos com o futuro de seus filhos.

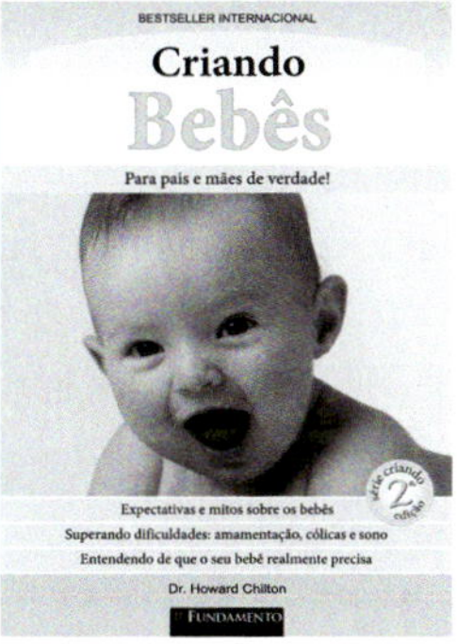

CRIANDO BEBÊS

Howard Chilton

Os nossos bebês são nossa imortalidade, aqui e agora. Eles também são a melhor experiência disponível de crescimento pessoal. Criar bebês é uma parte essencial da existência.

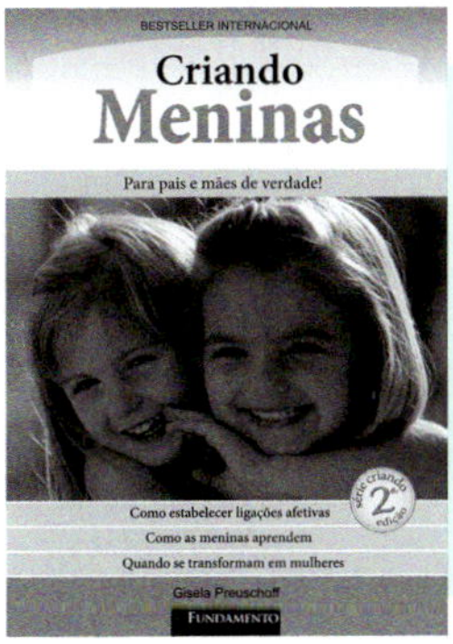

CRIANDO MENINAS

Gisela Preushoff

Este livro visa acompanhar você. Trata-se de chamar a atenção para alguns perigos e prevenir contra eles e, principalmente mostrar um caminho para a boa convivência entre você e sua filha.